Manual de Procedimientos Optométricos

Kevin Valencia

PROLOGO

El Manual de Procedimientos Optométrico, nace de la necesidad de brindar un conocimiento práctico en salud visual y ocular, que sea pueda convertir en una herramienta para el optómetra, para la realización de un detallado examen visual y ocular.

El lector del libro se en contrata temas desde la historia clínica, pasando por temas como la agudeza visual, también contara con temas para el análisis del estado refractivo y binocular de los pacientes, así como la exploración de campo visual y los ángulos de la cámara anterior.

CONTENIDO

1. HISTORIA CLINICA
2. AGUDEZA VISUAL
3. AGUJERO ESTENOPEICO
4. DISTANCIA PUPILAR
5. EXAMEN EXTERNO
6. EXAMEN DEL SEMENTO ANTERIOR
7. TEST DE HIRSCHBERG
8. ÁNGULO KAPPA
9. PUNTO PROXÍMO DE CONVERGENCIA
10. DUCCIONES
11. VERSIONES
12. COVER – TEST
13. TECNICAS DE MEDICIÓN DE LA DESVIACIÓN
14.- VISIÓN BINOCULAR
15. VISIÓN CROMATICA
16. CAMPO VISUAL
17. OFTALMOSCOPÍA
18.- QUERATOMETRIA
19.- RETINOSCOPIA
20.- SUBJETIVO VISIÓN LEJANA
21.- AFINACIÓN EN VISIÓN LEJANA CILINDRO CRUZADO DE JACKSON
22.- AFINACIÓN VISION PRÓXIMA
23.- BALANCE BINOCULAR: TEST EQUALIZANTES
24.- AMPLITUD DE ACOMODACIÓN
25.- FLEXIBILIDAD DE ACOMODACION.

26.- ACOMODACION RELATIVA NEGATIVA Y POSITIVA (ARN & ARP)

27.- RESERVAS FUSIONALES

28.- FOROPTER

29.- LÁMPARA DE HENDIDURA

30.- TONOMETRÍA

31.- GONIOSCOPIA

BIBLIOGRAFÍA

1. HISTORIA CLINICA

GENERALIDADES

Es el registro de los datos y hallazgos obtenidos durante el examen se consignan en la **Historia Clínica.**

Objetivos

- Identificar el problema principal por el cual el paciente, así como los problemas secundarios.
- Permitir una visión generalizada del caso.
- Orientar en la solución del problema principal de la consulta.
- Controlar la evolución del caso y la respuesta a los tratamientos.
- Ayudar en la investigación clínica y epidemiológica.

DATOS PERSONALES

En esta parte se registra una información general que comprende:

- Nombres y Apellidos.
- Dirección y Teléfono.
- Procedencia.
- Remisión.
- Numero de Historia.
- Fecha y hora de realización del examen.
- Edad: Número de años cumplidos.
- Ocupación: Determina los requerimientos visuales.
- Pasatiempos preferidos.
- Pregunte además sobre las condiciones de iluminación, distancia, posición, condiciones ambientales y duración de la tarea visual.

ANAMNESIS

En ella el paciente (Pte) narra su padecimiento. Usted debe escuchar con atención, ya que le permite:

- Identificar el motivo principal de la consulta.
- Aclarar y precisar datos sobre la sintomatología.
- Dialogar con el Pte; facilitándole conocer su perfil psicológico, social, cultural y económico.
- Valorar la información de modo que se descarte lo accidental y se profundice en lo esencial.
- Se inicia preguntando al Pte:

Cuál es el motivo de la consulta teniendo en cuenta los siguientes aspectos:

- Origen: Gradual o espontáneo.
- Localización.
- Asociado con actividades oculares.
- Duración.
- Tratamientos anteriores.
- Antecedentes familiares: pregunte sobre la salud ocular visual y general de sus familiares directos (padres, hermanos, abuelos etc.) para descartar problemas hereditarios.
- Antecedentes personales: Comprende dos partes:

Generales: Descartar alergias, enfermedades sistémicas y la toma de medicamentos.
Oculares: Cirugías, uso de anteojos y lentes de contacto.

RECOMENDACIONES

- La anterior descripción le sugerirá varios diagnósticos tentativos y sus preguntas deberán ir encaminadas a confirmar uno de ellos.
- Si el motivo de consulta es vago, haga preguntas que lo ayuden a clasificar.

- Si el Pte viene con un problema específico, usted debe asegurarse de solucionarlo, si **No** puede, debe remitirlo al especialista adecuado, explicándole con anterioridad.
- Usted debe tener habilidad para controlar la situación; de modo que si el Pte es introvertido hable con libertad y si es extrovertido, conteste lo esencial.
- Es necesario continuar interrogatorio durante el examen hasta aclarar el problema.
- Mantenga una posición objetiva de la selección de información.

SINTOMATOLOGÌA

Ya que la realización de una buena anamnesis permite la identificación de los síntomas que presenta el Pte.

2. AGUDEZA VISUAL

GENERALIDADES

La determinación y mejoramiento de la agudeza visual son los propósitos básicos de toda práctica refractiva. La agudeza visual es un acto clínico importante por la información que contiene, así como por las correlaciones clínico-refractivas clínico-patológicas a las que podemos llegar a través del él.

Existe un cierto número de factores que afectan la medición de la agudeza visual y si se ignoran, sus resultados variaran.

OPTOTIPOS

Existen diferentes cartillas con las que se puede examinar la agudeza visual diseñada para una población en particular: Las hay para adultos letrados, para analfabetas, para niños; con características diferentes dependiendo del diseñador. Los que más se utilización en la práctica son los diseñados por Snellen, debido a mí su fácil aplicación. Todos los optotipos están diseñados con base en el ángulo visual de un minuto de arco, mínimo ángulo en que dos puntos pueden ser vistos separados, mínimo visible.

APLICACIÓN

La distancia a la cual se debe colocar los optotipos diseñados para visión lejana es de 6m considerado como el infinito óptico, donde el sistema dióptrico ocular está en reposo. Cuando no es posible conservar esta distancia se realiza lo siguiente:

- Puede utilizar optotipos impresos a la inversa colocados por detrás de la cabeza del Pte, haciéndole mirar su reflejo en un espejo situado al frente y, por tanto, una habitación de 3m corresponderá óptimamente a una de 6m.

- Pude hacer una conversión para la distancia requerida del nivel de la agudeza visual obtenida.

TECNICA

VISIÓN LEJANA

1.- Seleccione el diseño del optotipo adecuado para su Pte.
2.- Ubique cómodamente al Pte frente al optotipo a una distancia de 6m y al mismo nivel de este.
3.- Ocluya el ojo izquierdo (O.I) del Pte.
4.- Pida al Pte que lea con su ojo derecho (O.D) la línea más pequeña que pueda, o que lea la primera línea del optotipo y que continué hasta que ya no pueda leer. Deténgase cuando el Pte sea incapaz de leer algunas de las letras de una línea.

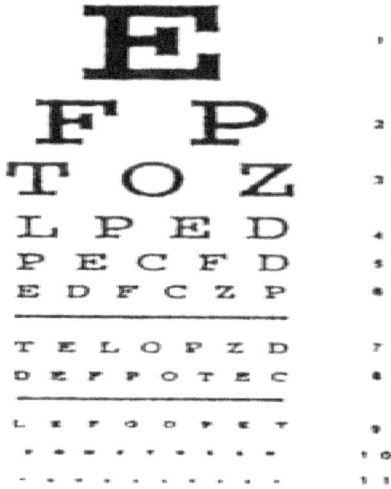

5.- Ocluya el O.D y repita el procedimiento que realizo con el O.I y luego realice lo mismo para ambos ojos (A.O) sin ocluir los ojos.
6.- Si el Pte no puede ver las letras más grandes, se acerca a 3m, si aun así es imposible que vea, acérquelo 1/2m y convierta el dato obtenido. Cuando el Pte no lee ninguna letra a ninguna distancia, realice lo siguiente:

- Pregúntele si observa el movimiento que usted realiza con las manos a 50cm, y pídale que cuente los datos (la mano se debe presenta por el dorso para que no exista confusión con los dedos doblados) y registre en la historia clínica **Cuenta Dedos a 50cm.**
- Si no ve los dedos, ubique una luz a 50cm y desplácela a los cuatros puntos del campo visual (Superior, Inferior, Nasal y Temporal.), pregunte si puede ver la luz y de donde proviene. Registré en la historia clínica **Proyección Luminosa**; si es defectuosa, expliqué en qué dirección.
- Si no tiene proyección luminosa, pero puede distinguir si hay o no hay luz, registre en la historia clínica **Percepción Luminosa**.
- Si no tiene percepción luminosa, pida que cierre los ojos y realicé una presión suave con los dedos. Pregúntele si percibe destellos luminosos y registre en la historia clínica **Anillos Fosfenos**.
- Si finalmente no percibe los anillos fosfenos registre en la historia clínica **Amaurotico**.
- Si considera que existe ambliopía, presente un optotipo en forma separada (A.V Angular) y observe si mejora la agudeza visual (A.V) o no.

VISIÓN PROXIMA

Se toma en el mismo orden que visión lejana, pero cambiando la distancia de trabajo (D.T) a 33cm o 40cm, o según la D.T del Pte con las cartillas de visión próxima (V.P).

ANOTACIÓN

Existen diferentes formas de registrar la A.V para visón lejana (V.L) la más usada es la de Snellen, donde el numerador representa la distancia a la cual está colocado el optotipo (en pies) y el denominador señala la distancia a la que el ojo normal puede leer la línea seleccionada. La agudeza visual se registra como fracción correspondiente a la línea más pequeña que el Pte puede leer. Los errores se anotan con signo menos (-) seguido por el número de letras que pudo leer, las adicionales/ con un más (+) seguido por el número de letras que pudo leer de la siguiente línea.

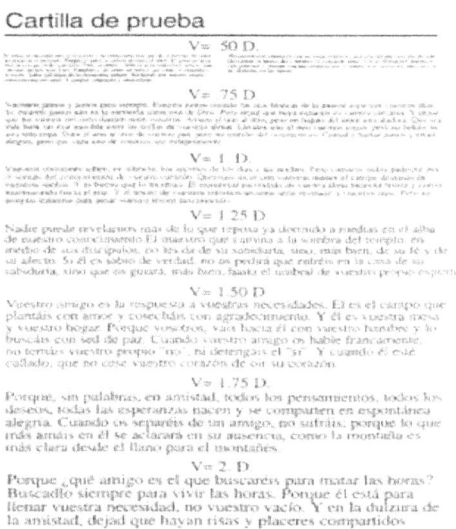

Para visión próxima, el sistema de anotación más utilizado es el método **Métrico ó Anotación M**, donde el numero **M** indica la distancia en metros a la que la letra subtiende 5 minutos de arco. Otro, es la cartilla de **JAEGER** en el que le tamaño de la letra varia de 0.5mm a 19.5mm. Se anota como J1 las más pequeñas a J20 las más grandes. J1 es aproximadamente 20/30, a 35cm. La agudeza

visual tomada con corrección va precedida de CC y la que se toma si corrección de S C. especifique con que optotipo trabajo.

INTERPRETACIÓN

En el momento de la correlación de datos tenga en cuenta que una A.V de 20/20 No descarta la existencia de patologías ni la presencia de un defecto refractivo. Una de las causas más frecuentes de la disminución de la A.V con los defectos.

- Si su Pte lee solo las primeras o ultimas letras de cada línea, anótelo como perdida del **Campo Visual** (derecho o izquierdo) e indique la cantidad de letras leídas.

RECOMENDACIONES

Para que la toma de la A.V sea confiable, tenga en cuenta:

- Controle la posición de la cabeza del Pte (Derecha y al Frente).
- Evite que el Pte realice esfuerzo por ver mejor (hendidura estenopeica).
- La agudeza visual debe medirse antes de realizar cualquier test con intensidad luminosa fuerte, como oftalmoscopia o retinoscopía ya que deslumbra y altera el valor real.
- Si el Pte usa Rx, debe iniciar a tomar la medición sin corrección (SC) y luego con corrección (CC).
- Si el Pte se demora en responder indica que hay dificultad y está llegando al límite de su Agudeza Visual.
- Siempre esta alerta con respecto a que el ojo se encuentre bien ocluido o que el Pte no mueva la cabeza para ver por el ojo ocluido. Esta trampa puede hacerse de manera involuntaria en un intento de ver por el ojo sano.
- Nunca permita al Pte cubrir su ojo con los dedos, porque puede ver a través de ellos.
- Siempre persuada al Pte que presenta A.V disminuida, a tratar de leer la siguiente línea, ya que con frecuencia puede leerla.

3. AGUJERO ESTENOPEICO

Al disminuir los círculos de menor difusión y aumentar la profundidad de foco, mejora la agudeza visual. La agudeza visual con agujero estenopeico se toma cuando la agudeza visual habitual en visión lejana es menor a 20/40 ó cuando la agudeza visual con corrección es menor a 20/20 luego de haber realizado el examen refractivo.

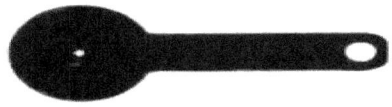

TECNICA

1.- Anteponga el agujero estenopeico en el ojo con agudeza visual disminuida mientras el otro se ocluye.
2.- Siga el mismo procedimiento que para la toma de la agudeza visual en visión lejana.

INTERPRETACION

Mejora la agudeza visual en caso de:

- Miopía.
- Astigmatismo Miopícos.
- Queratocono.
- Parálisis de acomodación.
- Opacidades cornéales que no afectan el área pupilar.

No mejora la agudeza visual en casos como:

- Iridiociclitis.
- Uveítis.
- Retinitis.
- Afecciones del nervio óptico (N.O).
- Edema cornéal.

- Catarata.
- Lesiones que afecten la visión central.
- Hipermetropías Altas.
- Astigmatismos Hipermetrópicos.

ANOTACIÓN

Registre en la historia clínica la A.V obtenida, precedida de la sigla P.H (Pin Hole).

4. DISTANCIA PUPILAR

GENERALIDADES

Tenga en cuenta la distancia que existe entre los ejes visuales para alinearlos con los centros ópticos de las lentes correctoras para evitar efectos prismáticos, ya sea en el uso del foropter, la montura de prueba ó en los anteojos que se van a prescribir. El efecto prismático es mayor cuando:

- Si la fórmula es superior a 5.00 dioptrías (Dpt).
- En la corrección del Pte con visión subnormal.
- En pacientes cuyas tares ocupacionales se realizan a distancias muy cortas.

La cantidad de efectos prismáticos se calcula con la fórmula de **Prentice:**

EP= Dpt x Descentración (cm)

Descentración= $\dfrac{DM-DP}{2}$

En donde:

EP = Efecto prismático
Dpt = Poder del lente.
DM = Distancia mecánica en mm.
DP = Distancia pupilar en mm.

El signo del resultado nos indica hacia donde está dirigida la base del prisma. Positivo (+) base externa y Negativo (-) base interna.

TECNICA

VISION LEJANA

1.- Ubique frente al Pte a 40cm aproximadamente y a misma altura de los ojos del examinador.
2.- Pídale al Pte que mire su ojo izquierdo.
3.- Cierre el ojo derecho y alinee el cero de la reglilla con el limbo córneal temporal del ojo derecho del Pte.
4.- Ahora, pida al Pte que mire su ojo derecho.
5.- Cierre su ojo izquierdo y observe la medida en la que coincide el limbo córneal nasal del ojo izquierdo del Pte.
Nota: Esta medida siempre se debe realizar de limbo nasal derecho a limbo temporal izquierdo ó de limbo temporal derecho a limbo nasal izquierdo.

6.- Esta medida nos dará la distancia interpupilar para visión lejana.

Nota: La medida también se puede realizar teniendo en cuenta como referencia los extremos nasal o temporal de la pupila, así como también los reflejos córneales en ambos ojos siempre y cuando no halla tropía.

VISION PROXÍMA

1.- Ubique frente al Pte a una distancia de 40cm aproximadamente y a la misma altura de los ojos del examinador.
2.- Pida al Pte que mire el arco interciliar del examinador.
3.- Cierre el ojo derecho y alinee el cero de la reglilla milimétrica con el limbo córneal nasal del ojo del Pte.
4.- Ahora, cierre el ojo izquierdo y observe la medida en limbo córneal temporal del ojo izquierdo del Pte.
5.- Las medidas tomadas deben ser anotarse en forma de fraccionario donde el numerador es la medida tomada para visión lejana y el denominador la medida para visión próxima, en milímetros. La diferencia entre estas dos medidas es generalmente de 2 ó 3mm.

NASO PUPILAR

Se toma en estrabismos monoculares o en asimetrías faciales notorias. Para mayor facilidad y exactitud puede realizar la reglilla para distancia Naso-Pupilar.

TECNICA 1

1.- Ubique frente al paciente a una distancia de 40cm aproximadamente y a la misma altura de los ojos del examinador.
2.- Demarque un punto de referencia en el centro del puente nasal del paciente.
3.- Ocluya el ojo izquierdo del Pte pídale que mire su ojo izquierdo.
4.- Alinee el cero de la reglilla con el limbo cornéal nasal del ojo derecho del Pte. Registre el valor que marca hasta el punto de referencia.
5.- Realice el mismo procedimiento para el ojo derecho, teniendo en cuenta de alinear el cero con el punto de referencia y tomar la medida con limbo cornéal temporal del ojo izquierdo del Pte.
6.- Registre el dato como D.P para visión lejana.

TECNICA 2

1.- Ubique frente al paciente a una distancia de 40cm aproximadamente y a la misma altura del ojo del examinador.
2.- Demarqué el punto de referencia en el puente de la nariz del paciente.
3.- Ocluya el ojo izquierdo del Pte.
4.- Coloque una luz que ilumine uniformemente ambos ojos a más o menos 33cm y pida al Pte que observe la luz.
5.- Tome la medida desde el reflejo cornéal al punto de referencia (centro del puente nasal) y luego al contrario del puente de referencia al reflejo cornéal.
6.- Registre el dato como D.P para visión próxima.

ANOTACIÓN

La distancia pupilar se registra en forma de quebrado, en el que puede ir indistintamente la medida para visión próxima en la parte superior, y en la parte inferior la medida para visión lejana.

En caso de haber utilizado la técnica Naso-Pupilar, registre cada medida de manera independiente para cada ojo.

Ej: O.D 30mm   O.I 28mm

5. EXAMEN EXTERNO

GENERADIDADES

La observación general del paciente se debe hacer desde el momento en que entra al consultorio y durante todo el examen se debe estar atento a lo que haga o diga, cualquier información verbal o no verbal nos puede ayudar a conocer al Pte y sus necesidades visuales.

No olvide tener en cuenta lo siguiente:

- Aspecto general del Pte.
- Posición de la cabeza (si existe alguna inclinación).
- Comportamiento.
- Presentación personal.
- Movilidad.
- Lenguaje.
- Higiene, etc.

El examen externo comprende:

- Ojo dominante
- Mano dominante

OJO DOMINANTE

El saber cuál es el ojo dominante es útil para:

- Los test disociantes.
- Casos de parcialización de corrección final, para dar a este ojo su mejor corrección visual.

TECNICA OBJETIVA

Punto próximo de convergencia: el ojo que mantenga la fijación es el dominante.

TECNICAS SUBJETIVAS

- Agujero estenopeico: Se le pide al paciente que mire a través del agujero estenopeico. El ojo que logre observar es el ojo dominante.
- Otra forma: Pida al paciente que a través de una argolla (objeto hueco) situado a 50cm, observe un objeto situado a.
- los 6m (la E del 20/20). Luego ocluya alternadamente los ojos y pregunte: ¿Con cuál ojo ve la letra a través de la argolla?, y por el que observe es el ojo dominante.

Estas pruebas se deben realizar forma rápida y sin que el criterio del paciente tenga influencia, cambiando la prueba objetiva o subjetiva.

Nota: Existen caos en los que el ojo dominante varía de visión próxima a visión lejana.

MANO DOMINANTE

También existen varias maneras de determinar cuál es la mano dominante. Ubicándose frente al paciente, en línea media:

- Pídale que reciba algo: Por ejemplo, un lápiz, oclusor, etc y la mano con la cual recibe el objeto, es la mano dominante.
- Pregúntele con que mano escribe.

La mano dominante le ayuda determinar la relación que existe con la dominancia ocular: Dominancia cruzada o dominancia homónima.

6. EXAMEN DEL SEMENTO ANTERIOR

GENERALIDADES

La exploración física del segmento anterior nos ayuda a determinar la existencia de algunas patologías en cualquiera de las estructuras oculares externas o de sus anexos.

TECNICA

La realización del examen del segmento anterior comprende:

1.- Inspección: Se realiza con buena iluminación ambiente y con iluminación local (linterna o trans-iluminador). Las superficies expuestas se exploran buscando anormalidades en su integridad.
2.- Palpación: Mediante una suave presión alrededor del globo ocular podemos encontrar manifestaciones objetivas y subjetivas gran diagnóstico. En cada estructura se debe tener en cuenta aspectos diferentes.

GLOBO OCULAR

Observe en posición dentro ó la órbita, tamaño, relación con el otro ojo, distancia entre el borde palpebral y ápice córneal.

CEJAS

En ellas se observa su espesor, textura, color, posición y aspecto también debe tener en cuenta el aspecto de la piel.

PESTAÑAS

Observa además de las características mencionadas en las cejas, la dirección hacia donde están dirigidas.

PARPADOS

Observe el espesor; textura; el estado de sus bordes; la facilidad de abrir y cerrar los ojos; la amplitud de la abertura palpebral; la calidad del parpadeo; la presencia de secreción.

SACO LAGRIMAL

Se nota siesta inflamado o si l hacer presión sobre el con la yema del dedo índice provoca la salida de secreción por los puntos lagrimales, con ellos verificamos la permeabilidad de los puntos lagrimales.

CONJUNTIVA

En la conjuntiva bulbar, observe si hay edema o congestión. Para observar la conjuntiva tarsal superior debemos realizar la maniobra de **Eversión del Parpado Superior:**

1.- Pídale al paciente que mire hacia abajo.
2.- Toma las pestañas y el borde palpebral superior desde el tercio medio con el índice y el pulgar de la mano izquierda.
3.- Traccione el parpado hacia abajo y adelante separándolo del globo ocular.
4.- Con la yema del índice de la mano derecha o un aplicador, empuje hacia abajo la parte media del parpado y hale suavemente de las pestañas hacia arriba.
5.- Así se revierte y queda al descubierto la superficie posterior del parpado donde debe observar su lisura, color, textura, presencia de algún cuerpo extraño o secreciones.

Para observar la conjuntiva tarsal del parpado inferior:

1.- Pida al paciente que mire hacia arriba.
2.- Coloque la yema del dedo pulgar o índice en la base de dicho parpado y traccione hacia abajo. En el parpado inferior observe además si estén papilas, folículos o algún signo de inflamación infección.

CORNEA

En ella debe tener en cuenta: brillo, el tamaño, la estructura, lisura, transparencia.

CAMARA POSTERIOR

Observe su color y vascularización.

CAMARA ANTERIOR

Observe la profundidad, así como la transparencia del humor acuoso.

IRIS

Determine su color; lisura; espesor; si el dibujo de su superficie está bien definido o es borroso; si se mantiene inmóvil o tiembla; si existen adherencias a la córnea o al cristalino; compare la coloración de los dos iris.

CRISTALINO

Las **Imágenes de Purkinje** en la inspección del cristalino son de gran ayuda.

1.- Pida al paciente que mire hacia arriba.
2.- Con un foco luminoso (linterna o transiluminador) ilumine directamente el ojo a examinar.
3.- Observe la presencia de tres imágenes del foco luminoso:

- La primera es cornéal y corresponde a la cámara anterior de la córnea; se observa derecha, brillante y próxima.
- La segunda corresponde a la cara anterior del cristalino; se observa derecha, es virtual y más grande que la primera.

- La tercera corresponde a la cara posterior del cristalino, es invertida, real y más pequeña.

PUPILA

En ella observe el tamaño de una con respecto a la otra, posición, forma y los reflejos fotomotor, consensual y acomodativo

El objetivo de la observación de los reflejos pupilares es el examinar el estado de las vías ópticas.

REFLEJO FOTOMOTOR

Consiste en la contracción pupilar causada por la iluminación directa.

1.- El cuarto deberá estar uniformemente iluminado para que las dos pupilas reciban la misma cantidad de iluminación.
2.- Ocluya el ojo izquierdo del Pte, mientras observa el ojo derecho.
3. Ilumine directamente el ojo a examinar con una fuente luminosa.
4.- Observe la rapidez y cantidad de contracción de la pupila.
5.- Repita el mismo procedimiento para el ojo izquierdo y compare las dos respuestas.

REFLEJO CONSENSUAL

Consiste en la contracción simultánea que ocurre en un ojo al estimular el otro ojo.

1.- Con un ojo ocluido, coloque la luz delante del otro ojo. El examinador nota la reacción de la pupila del ojo ocluido ya sea por detrás del oclusor o moviendo este notando si se ha contraído mientras está cubierto.
2.- El ojo ocluido es ahora estimulando es menor que la que produce en el ojo que es directamente estimulando.

Las miosis que se produce en el ojo no estimulado, es menor que la que produce en el ojo que es directamente estimulado.

El estímulo se debe aplicar 3 veces a cada ojo para evaluar la llamada fatiga.

REFLEJO ACOMODATIVO

Es la contracción pupilar simultánea que ocurre en ambos ojos al observar un objeto en visión próxima, acompañada de la acomodación y la convergencia **"Reflejo Singuinetico de la Acomodación"**. Este reflejo es necesario para reducir los círculos de difusión causados por la aberración esférica del cristalino.

1.- Paciente observando al infinito.
2.- Pida al paciente que observe algún dibujo en V.P (paleta o la reglilla milimétrica.
3.- Observe en la contracción las mismas características: Rapidez y cantidad.

REFLEJO DE LA LUZ OPCILANTE

Compara las respuestas directa y consensual en un mismo ojo. Se realiza con el fin de evaluar el escape pupilar o respuesta de **"Marcus Gunn"** indicando lesiones en la vía óptica aferente (sensorial).

1.- Pídale al paciente que mire un punto de fijación de lejos.
2.- Ilumine el ojo derecho del Pte por espacio de 3 a 5 segundos, con una fuente luminosa.
3.- Observe el reflejo directo en el ojo derecho y el consensual en el otro ojo (miosis).
4.- Desplace en forma pendular la fuente luminosa hacia el ojo izquierdo y manténgalo iluminado por el mismo tiempo. Realice el mismo procedimiento tres veces.

- Si la conducción es normal, en ambos ojos se presentará miosis pupilar cuando la luz pasa de un ojo al otro.
- Si la conducción esta alterada en uno de los ojos, al pasar del ojo intacto al ojo alterado se observa una midriasis paradójica en este último, es decir una falta en el reflejo directo del ojo lesionado. Esta condición se conoce como **defecto aferente o pupila de Marcus Gunn**.

Nota: Observe la reacción pupilar inicial, ya que se presenta un efecto de juego pupilar (pequeñas contracciones y dilataciones) conocido como **Hipus Fisiológico**.

INTERPRETACIÓN

Cualquier anomalía que encuentre, la debe consignar en la historia clínica para controlar su posible evolución.

7. TEST DE HIRSCHBERG

GENERALIDADES

Este test se realiza con el fin de determinar la posición relativa de los dos ejes visuales. Se efectúa comparación de la posición del reflejo cornéal y se basa en la primera imagen de **Purkinje**.

TECNICA E INTERPRETACION

1.- Se realiza a 40cm del Pte, a la altura de los ojos e iluminando el arco interciliar del Pte con un foco luminoso.
2.- Pida al paciente que observe la luz.
3.- Observe la posición del reflejo, se puede encontrar:

- El reflejo centrado en ambos ojos: Foria o no hay desviaciones manifiestas.
- El reflejo igualmente descentrado en ambos ojos ya sea temporalmente o nasalmente. No hay desviación manifiesta.

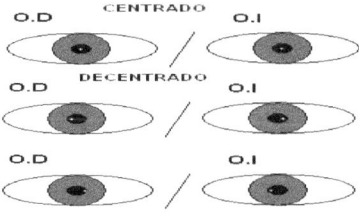

- El reflejo no está centrado en pupila de los ojos:

* Si el reflejo se encuentra temporalmente, está ante una **Endotropía** de ese ojo.

* Si el reflejo se encuentra nasalmente, está ante una **Exotropía** de ese ojo.

* Si el reflejo se encuentra descentrado inferior o superior, está ante una desviación vertical de ese ojo.

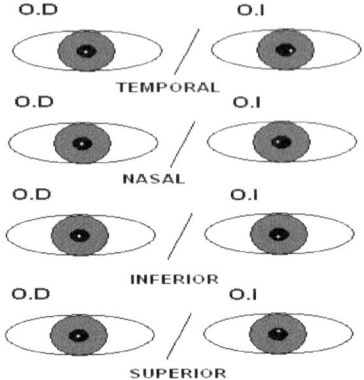

- Según el grado de desviación podemos dar un valor aproximado de la desviación:

* Si el reflejo se encuentra sobre el borde pupilar la desviación es de ± de 15°.
* Si el reflejo se encuentra entre el borde palpebral y el limbo la desviación es de ± 30°.
* Si el reflejo se encuentra en limbo existe una desviación de ± 45°.

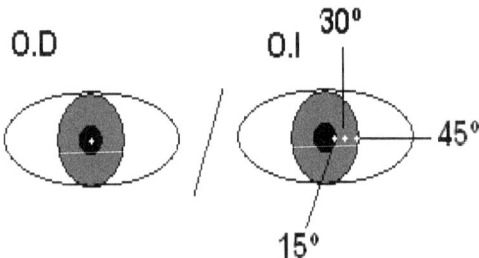

RECOMENDACIONES

- La prueba debe realizarse con corrección (CC) y sin corrección (SC), para descartar la presencia de estrabismos acomodativos.
- Controle la atención del Pte.

8. ÁNGULO KAPPA

GENERALIDADES

Es el ángulo formado por eje visual y el pupilar. Determina la posición del globo ocular basándose en el reflejo cornéal monocular, con respecto a él eje pupilar.

TECNICA

1.- Ubique una luz aproximadamente a 40cm, dirigida al puente nasal.
2.- Ocluya el ojo izquierdo del Pte.
3.- Desplace la luz de forma tal que quede en frente del ojo del Pte.
4.- Observe la posición del reflejo cornéal monocular.
5.- Repita el procedimiento para el ojo izquierdo.
6.- Registre el hallazgo como:

- **Kappa +:** El reflejo pupilar esta nasal con respecto al centro de la pupila.
- **Kappa -:** El reflejo pupilar esta temporal con respecto al centro de la pupila.
- **Kappa 0:** El reflejo cornéal coincide con el centro de la pupila.

INTERPRETACIÓN

Si el reflejo monocular conserva la misma posición que el binocular no existe desviación.

- **Kappa +:** Simula una **Exotropía** y enmascara una **Endotropía**.
- **Kappa -:** Simula una **Endotropía** y enmascara una **Exotropía**.

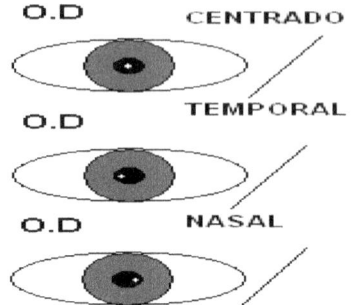

9. PUNTO PROXÍMO DE CONVERGENCIA

GENERALIDADES

El punto próximo de convergencia (P.P.C) es la máxima capacidad que tienen los ojos de converger manteniendo la fusión.

TECNICA

Existen dos técnicas: Una objetiva y otro subjetivo que se puede, combinar para mayor precisión.

1.- Ubique la reglilla milimétrica apoyada en el ángulo externo de uno de los ojos del Pte.
2.- Ubíquese a 33cm aproximadamente a la altura de los ojos del Pte y en posición primaria de mirad, con una figura que estimule al máximo la acomodación.
3.- Si a esta distancia el Pte reporta ver doble, aléjese hasta el momento en que vea sencillo.
4.- Pídale al paciente que siga la figura y le diga en qué momento observa dos imágenes.
5.- Deslice lentamente la luz y registre el momento en que el Pte reporte ver doble. Al mismo tiempo usted debe observar si coincide con el momento en que rompe fusión y el ojo no dominante relaja su convergencia y se dirige hacia fuera.
6.- Registre este dato con **Objeto Real** para niños es máximo de 8cm, para jóvenes 10cm y adultos 12cm.
7.- Repita el mismo procedimiento con luz, y debe ser ± 2cm más lejano que el realizado con **Objeto Real**.
8.- Repita el mismo procedimiento con luz y filtro rojo en el ojo no dominante para evaluar el reflejo de **Convergencia Fusional** que debe ser ± 2cm más lejano que el PPC tomado con luz. El valor normal promedio es de 10 a 12 centímetros.

PUNTO PROXÍMO DE COINCIDENCIA

Se realiza en casos de **Endotropías** para verificar si existe visión binocular.

1.- Coloque una luz a ± 5cm del puente nasal del paciente.
2.- Pídale al paciente que siga la luz.
3.- Observe el reflejo cornéal y aléjese lentamente hasta el momento en que se centre el reflejo en ambos ojos.
4.- Registre el dato como **Punto Próximo de Coincidencia**.

RECOMENDACIONES

- El PPC se debe realizar con corrección y sin corrección.
- Registre **Diplopía** cuando el paciente reporte ver doble a todas las distancias.
- Registre **Supresión** cuando el paciente no reporte ver doble, pero se puede observar el reflejo cornéal descentrado.

10. DUCCIONES

GENERALIDADES

Las ducciones son el estímulo de los movimientos monoculares con el fin de establecer la presencia de parálisis o parecías en los músculos extraoculares. Se realiza teniendo en cuenta el reflejo cornéal y se basa en la primera imagen de **Purkinje**.

TECNICA

1.- Paciente con la cabeza vertical y totalmente inmóvil.
2.- Ocluya el ojo izquierdo.
3.- Ubique una luz aproximadamente 40cm frente al ojo derecho del Pte y explíquele: "Que debe seguir la luz únicamente con los ojos, sin mover la cabeza.
4.- Mueva la luz en las diferentes posiciones de mirada, volviendo entre cada una de ellas a la posición primaria (PP) de mirada derecho al frente.

- Hacia fuera: Abducción (Abd).
- Hacia adentro: Adducción (Add).
- Hacia arriba: Supraducción.
- Hacia abajo: Infraducción.

Posiciones secundarias:

- **Hacia arriba y afuera:** Dextrosupraducción para el O.D y Levosupraducción para el O.I.
- **Hacia arriba y adentro:** Levosupraducción para el O.I y Dextrosupraducción para el O.D.
- **Hacia abajo y hacia afuera:** Dextroinfraducción para el O.D y Levoinfraducción para el O.I.
- **Hacia abajo y hacia adentro:** Levoinfraducción para el O.I y Dextroinfraducción para el O.D.

Nota: Las posiciones de mirada **Infraducción** y **Supraducción** no tienen un gran valor diagnostico ya que en ellas actúan los dos elevadores o los dos depresores.

5.- Observé que el reflejo cornéal este centrado en todas las posiciones y evalué:

- Excursión del ojo.
- La facilidad o dificulta para moverse.
- En el movimiento de abducción el borde temporal del limbo debe llegar al ángulo palpebral externo.
- En la Adducción su borde nasal debe rebasar el punto lagrimal en ± 1/3 del diámetro del iris.

6.- Para estar seguro de los resultados repita varias veces el procedimiento.
7.- Registre los resultados.
8.- Repita el mismo procedimiento para el ojo izquierdo.

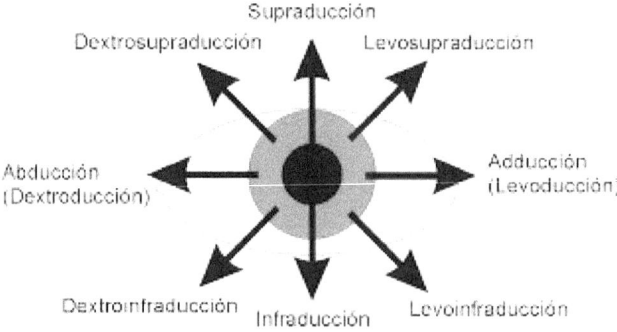

ANOTACIÓN

Se anotará que un movimiento es deficiente, porque el reflejo se descentra con relación a la pupila. En este caso se registra como **Paresia** del músculo correspondiente. Cuando existe **Parálisis** la excursión del ojo en determinada posición de mirada no pasa de la línea media.

RECOMENDACIONES

- Si se trata de un niño, mantenga la cabeza con su mano izquierda, mientras que con la derecha sostiene la fuente luminosa y utilice un parche pirata.
- Compruebe constantemente que el Pte fije la luz, realizando pequeños movimientos laterales.
- En el momento de evaluar los resultados recuerde que todo músculo trémulo cuando se encuentra en su totalidad; por esto no es raro encontrar en posición extremo de un **Nistagmus Terminal**.

11. VERSIONES

GENERALIDADES

Las versiones son el estudio de los movimientos conjugados de los ojos, son el fin de determinar la presencia de **Hiper** o **Hipo** funciones en los músculos extraoculares en caso donde existe visión binocular. Se realiza teniendo en cuenta el reflejo cornéal y se basa en la primera imagen de **Purkinje**.

TECNICA

1.- Paciente con la cabeza totalmente vertical e inmóvil.
2.- Ubique una luz aproximadamente 40cm del Pte, a la altura de los ojos e iluminando el arco interciliar del Pte.
3.- Mueva la luz en las diferentes posiciones de mirada, volviendo siempre entre cada una de ellas a la posición primaria derecho al frente. Observe que el reflejo cornéal permanezca centrado en ambos ojos. Si en alguna posición diagnostica este reflejo se descentra, analizar cuál de los músculos está fallando.

Nota: Las posiciones supraversión e infraversión son de muy poco valor diagnostico ya que los cuatros músculos indiscriminadamente **Elevadores** o **Depresores**.

4.- Si tiene duda de la hiper o hipo función de algún músculo, realice un cover no alternante. Puede ocurrir que:

- No hay ningún movimiento: No existe imbalance muscular.
- El reflejo se encuentra descentrado y hay movimiento de fijación: Existe un imbalance muscular.
- La descentración del reflejo es mayor cuando fija el ojo con el músculo hiperfuncionante y en su campo de acción.

ANOTACION

5.- Registre los hallazgos en la cuadriga muscular de acuerdo lo encontrado así:

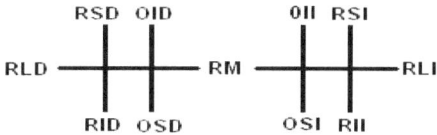

- **Hiperfunción:** Coloque (+) si es leve, (++) si es moderada ó (+++) si es severa frente el músculo afectado.
- **Hipofunción:** Coloque (-) si es leve, (--) si es moderada ó (---) si es severa frente el músculo afectado.

RECOMENDACIONES

- Si se trata de un niño, mantenga la cabeza con su mano izquierda, mientras que con la derecha sostiene la fuente luminosa.
- Compruebe constantemente la fijación del paciente.
- Si tiene alguna duda en el resultado, si un ojo parece retardarse o deja de seguir al otro, la prueba debe repetirse monocularmente. Con el fin de determinar si la falla es de coordinación binocular o si es causa por la parecía de cierto músculo.

Nota: Recuerde que una hiperfunción muscular siempre va acompañada de una hipofunción del músculo yunta.

12. COVER – TEST

GENERALIDADES

Se utiliza para medir las desviaciones oculares que pueden ser **Tropía** o **Foria**, el paciente debe tener una fijación central y se puede tomar en todas las posiciones de mirada.

Existen dos tipos de Cover –test:

- **Cover – Test Alternante:** Determina la dirección de la desviación.
- **Cover Uncover o No Alternante:** Determina el sitio de desviación **Tropía** o **Foria**.

TECNICA

COVER – TEST ALTERNANTE

1.- Pídale al paciente que mire una luz ubicada a 6m o en su defecto una letra aislada del optotipo correspondiente a una línea menor de su mejor A.V.
2.- Ocluya el ojo derecho del Pte, por espacio de 2 segundos.
3.- Pase el oclusor al ojo izquierdo por espacio de 2 segundos y observe si el O.D realiza algún movimiento al ser des ocluido.
4.- Pase el oclusor nuevamente al O.D y observe si el O.I realiza algún movimiento al ser des ocluido.
5.- Repita el procedimiento 2 ó 3 veces para estar seguro del hallazgo.
6.- Si observa al des ocluir que:

- No hay movimiento, se encuentra ante una **Ortoforía.**
- Si hay un movimiento de adentro hacia fuera se encuentra ante una **Endotropía**.
- Si hay un movimiento de afuera hacia adentro se encuentra ante una **Exotropía**.

- Si hay un movimiento de abajo hacia arriba se encuentra ante una **Hipotropía**.
- Si hay un movimiento de arriba hacia abajo se encuentra ante una **Hipertropía**.

Nota: En la mayoría de los casos, la hipertropía está acompañada de una hipotropía en el ojo contrario y viceversa.

COVER UNCOVER o NO ALTERNANTE

7.- Manteniendo el ojo derecho ocluido observe si hay movimiento en el O.I. Si no hay movimiento indica que el O.I está fijando correctamente antes de la oclusión.

8.- Des ocluya el ojo derecho observe, si existe algún movimiento en el O.I o en el O.D. Cualquier del ojo no ocluido indica la presencia de una tropía. Observe si el O.D resume la fijación o el O.I es el que continúa fijando. Esto indica, si la tropía es unilateral (siempre en el mismo ojo es el que fija) ó cualquier ojo puede individualmente tomar la fijación.

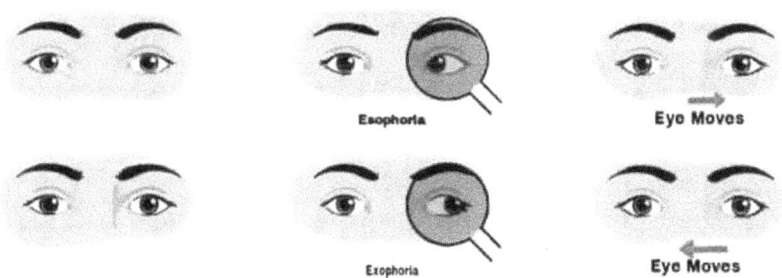

9.- Repita el procedimiento ocluyendo el O.I.
10.- Registre los hallazgos encontrados.
11.- Repita el procedimiento para visión próxima.
12.- Si el paciente utiliza corrección, realice el procedimiento con corrección y sin corrección.

ANOTACIÓN

La desviación se registra:

- Según la dirección:

E: Para Endo.
X: Para Exo.
D/I: Para Hiper derecha.
I/D: Para Hiper izquierda.
Φ: No hay desviación horizontal.
Θ: No hay desviación vertical.

- Según el tipo de desviación: En caso de Foria, se anota de la forma anterior. En caso de Tropía se le agrega la letra **T**.
- Según el ojo desviado puede ser:

D: Si es el ojo Derecho.
I: Si es el ojo Izquierdo.
A: Si es Alternante

- Según la constante de la desviación: En caso de intermitencia, coloque la **T** entre paréntesis **(T)**.

Nota: El Cover – Test se puede realizar a cualquier distancia.

- A más de 6m: Se realiza para descartar exceso de divergencia.
- Las distancias más utilizadas en visión próxima son: 20cm y 40cm.

13. TECNICAS DE MEDICIÓN DE LA DESVIACIÓN

1.- PRISMA COVER - TEST

REQUISITO: Que el paciente tenga fijación central y mide **Tropías** y **Forias**.

TECNICA

1.- Repita el procedimiento del Cover – Test Alternante.
2.- Adicione prisma hasta neutralizar el movimiento así:

- **Base Externa:** Endo.

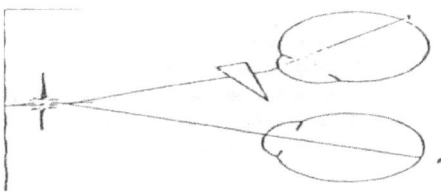

- **Base Interna:** Exo.

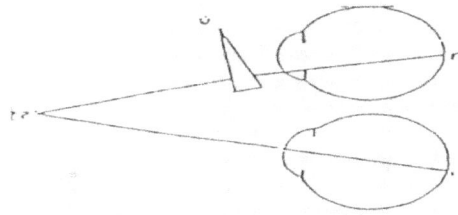

- **Base Inferior:** Hiper del ojo donde se coloque el prisma.
- **Base Superior:** Hipo del ojo donde se coloque el prisma.

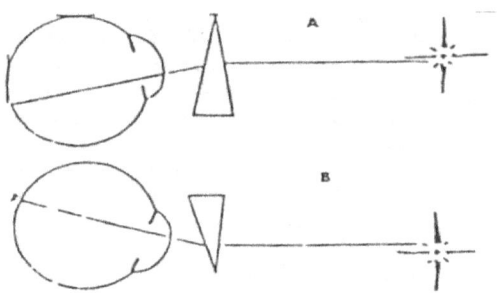

3.- Registre el valor del prisma con el cual se neutralizo el movimiento seguido por la abreviatura correspondiente al tipo de desviación (ver anotación de cover – test).

4.- Repita el procedimiento para visión próxima a la distancia deseada por usted.

2.- PRISMA DE RISLEY O TECNICA DE VON GRAEFE

REQUISITOS

- Foropter con prismas rotatorios.
- Fijación central.

Únicamente para forias.

TECNICA

1.- Aislé una letra del optotipo en una línea menor de su agudeza visual, o en su defecto una luz a 6m.

2.- Ajuste en el foropter la distancia pupilar del Pte y pídale que mantenga los ojos cerrados.

3.- Coloque los prismas rotatorios de Risley en posición así:

- 6 prisma a 8 prisma Base superior en uno de los ojos.
- Coloque suficiente valor prismático Base interna en el otro ojo hasta producir diplopía.

4.- Expliqué al paciente que va a observar dos imágenes: Una diagonal a la otra y que necesita de su colaboración.
5.- Disminuya prisma Base Interna hasta que el Pte reporte ver una imagen sobre la otra, como los botes de la camisa.
6.- Registre el valor del prisma encontrado seguido por la abreviación del tipo de desviación como **Desviación Horizontal**.
7.- Coloque nuevamente el **Prisma Horizontal** y disminuya prisma Base Superior hasta que el Pte reporte ver las luces una al lado de la otra (como las luces de un carro).
8.- Registre según el paso ó el valor encontrado como **Desviación Vertical**.
9.- Repita el procedimiento en visión próxima a la distancia deseada por usted, teniendo cuidado al ajustar la distancia pupilar.

3.- VARILLA DE MADDOX MÁS PRISMA

REQUISITO

- Fijación central.
- Agudeza visual suficiente para percibir la varilla (no ambliopía profunda).

Únicamente para forias.

TECNICA

1.- Pida al paciente que mire una luz situada a 6m.
2.- Explique al paciente que va a observar una línea roja con una luz simultáneamente.
3.- Coloque la Varilla de Maddox de manera que los cristales queden ubicados **Horizontalmente** en el ojo no dominante y el Pte observara una línea vertical.

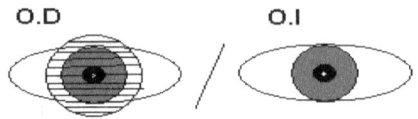

4.- Pregunte al paciente en qué lugar está la luz con respecto a la línea.
5.- Según la respuesta del Pte:

- **DIPLOPIA HOMONIMA:** La línea se halla del mismo lado en que se encuentra la varilla, se interpreta como una desviación de tipo **Endo**, adicione prisma **Base Externa** hasta que la luz se encuentre en el centro de la línea
- **DIPLOPIA CRUZADA:** La línea se halla del lado contrario en que se encuentra la varilla. Se interpreta como una desviación de tipo **Exo**, adicione prisma **Base Interna** hasta que la luz se encuentre en el centro de la línea.

6.- Registre el valor del prisma encontrado seguido por abreviatura del tipo de desviación como **Desviación Horizontal**.
7.- Ubique la Varilla de Maddox de forma que los cristales queden **Verticales** y el Pte observa una línea horizontal.

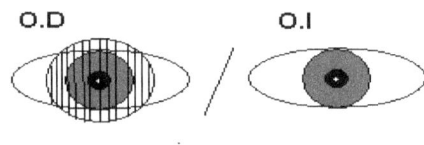

8.- Pregunte al paciente: Como ve la luz con respecto a la línea.
9.- Según la pregunta:

- La línea se encuentra arriba de la luz. Se interpreta como una **Hipo** del ojo en que se encuentre la varilla, adicione prisma **Base Superior** en ese ojo, hasta que la luz se encuentre en el centro de la línea
- La línea se encuentra debajo de la luz. Se interpreta como una **Hiper** del ojo en que se encuentre la varilla, adicione prisma **Base Inferior** en ese ojo, hasta que la luz se encuentre en el centro de la línea.

10.- Registre valor del prisma encontrado como en el numeral 6 como **Desviación Vertical**.

4.- TECNICA DE KRIMSKY

REQUISITO: Que se pueda observar el reflejo corneál, se realiza para tropías con fijación **Excéntrica**.

TECNICA

1.- Ubique una luz a 40cm.
2.- Pida al paciente que observe la luz.
3.- Observe el reflejo corneál.
4.- Según encuentre:

- **Descentrado Nasal:** Adicione prisma **Base Interna** en el ojo **Dominante** hasta que el reflejo se encuentre centrado en ambos ojos.
- **Descentrado Temporal:** Adicione prisma **Base Externa** en el ojo **Dominante** hasta que el reflejo se encuentre centrado en ambos ojos.
- **Descentrado Superior:** Adicione prisma **Base Inferior** en el ojo **Dominante** hasta que el reflejo se encuentre centrado en ambos ojos.
- **Descentrado Inferior:** Adicione prisma **Base Superior** en el ojo **Dominante** hasta que el reflejo se encuentre centrado en ambos ojos.

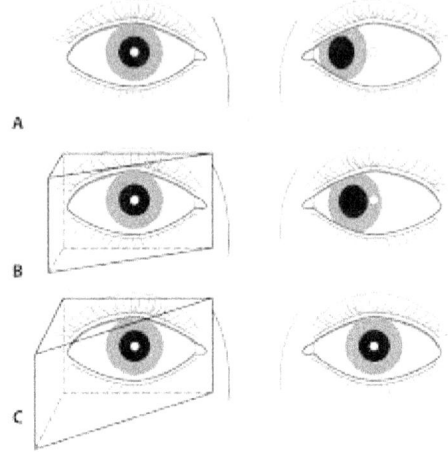

5.- Registre el valor del prisma encontrado, seguido por la abreviatura del tipo de desviación (ver anotación de Cover – Test).

5.- TECNICA DE WHITE

REQUISITO: Que se pueda observar el reflejo corneal, se realiza para tropías con fijación **Excéntrica**.

TECNICA

1.- Ubique una luz a 40cm.
2.- Pida al paciente que observe la luz.
3.- Observe el reflejo corneal.
4.- Según encontrado:

- **Descentrado Nasal:** Adicione prisma **Base Interna** en el ojo **No Dominante**, ocluyendo simultáneamente el ojo **Dominante** hasta que el reflejo se encuentre centrado en ambos ojos y se neutralice el movimiento de fijación.
- **Descentrado Temporal:** Adicione prisma **Base Externa** en el ojo **No Dominante**, ocluyendo simultáneamente el ojo **Dominante** hasta que el

reflejo se encuentre centrado en ambos ojos y se neutralice el movimiento de fijación.
- **Descentrado Superior:** Adicione prisma **Base Inferior** en el ojo **No Dominante**, ocluyendo simultáneamente el ojo **Dominante** hasta que el reflejo se encuentre centrado en ambos ojos y se neutralice el movimiento de fijación.
- **Descentrado Inferior:** Adicione prisma **Base Superior** en el ojo **No Dominante**, ocluyendo simultáneamente el ojo **Dominante** hasta que el reflejo se encuentre centrado en ambos ojos y se neutralice el movimiento de fijación.

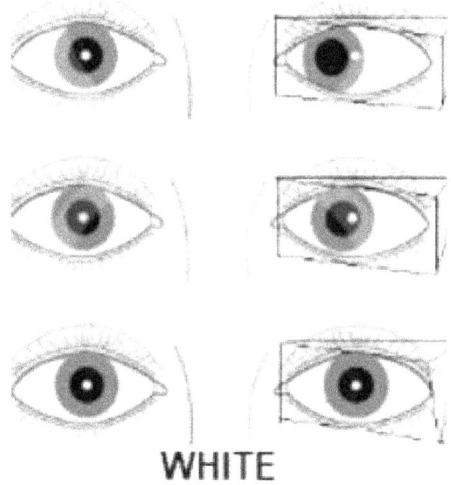

WHITE

5.- Registre el valor del prisma encontrado, seguido por la abreviatura del tipo de desviación (ver anotación de Cover – Test).

RECOMENDACIONES

- El elemento disociador se debe colocar en el ojo no dominante.
- Inicie siempre con la toma en visión lejana y luego visión próxima.

- Se debe medir la desviación habitual con y sin corrección. En caso que el paciente sea corregido por primera vez, mida la desviación **Inducida** por la prescripción final y registre como tal.
- En casona de endotropías utilice siempre una figura real con detalles para evitar que los datos varían por influencia acomodativa.
- Mantenga la distancia de trabajo constante.

14.- VISIÓN BINOCULAR

LUCES DE WORTH

OBJETIVO: Examinar la habilidad de fusión del paciente para lejos y para cerca.

GENERALLIDADES

- Las luces de Worth consisten en cuatro luces distribuidas en formas de rombo. Una blanca, una roja y dos verdes. El test se realiza con el uso de las gafas **Rojo – Verde**, el filtro rojo en el ojo derecho el filtro verde en el ojo izquierdo.

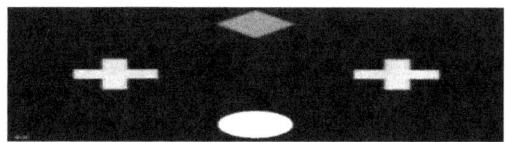

- El test puede realizarse a 6m o 40cm cambiando el tamaño de las aberturas para las luces.

TECNICA

1.- Ubique al paciente a 6m de las luces de Worth con los anteojos rojo verde delante, de su corrección habitual para lejos.
2.- Pregunte al paciente cuantas luces ve.

INTERPRETACIÓN

El paciente puede contestar:

- 4 luces: Fusión plana normal.
- Un número diferente a 4.

En este caso, pregunte: De qué color son las luces:

- Dos rojas: Supresión del O.I.
- Tres luces verdes: Supresión del ojo derecho.
- Dos luces rojas y Tres luces verdes: Diplopía.

En este caso, pregunte al paciente como están las luces rojas con respecto a las verdes:

Si el paciente ve las luces rojas a la derecha de las luces verdes existe una **Endodesviación**.

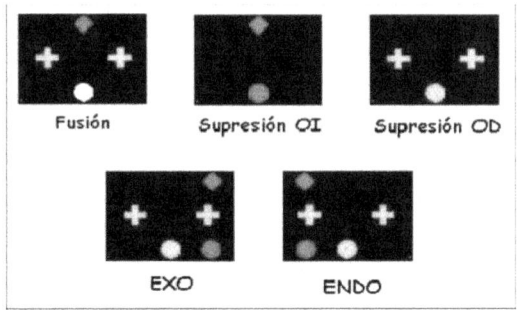

- Si las luces rojas están a la izquierda de las luces verdes existe una **Exodesviación**.
- Si las luces rojas están arriba de las luces verdes existe una **Hiperdesviación Izquierda**.
- Si las luces rojas están debajo de las luces verdes existe una **Hiperdesviación Derecha**.

3.- Registre los resultados.
4.- Repita el procedimiento en visión próxima utilizando la linterna diseñada para 40cm.

TEST DE TITMUS

OBJETIVO: Medir la percepción de profundidad del pte, por medio de tarjetas estereoscópicas.

GENERERALIDADES

Presentado en forma cuadernillo, está dividido en tres secciones más un cuadro de control. Sus partes son:

9 ó 10 series de círculos.
3 series de animales.
La mosca.

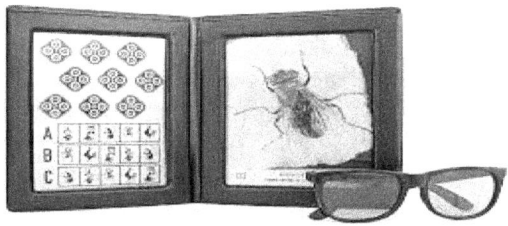

TECNICA E INTERPRETACIÓN

1.- Paciente con su corrección para visión próxima y sobrepuestos los filtros polaroides.

2.- Ubique el test a 40cm sobre la línea media y explique al pte que le mostrara una serie de figuras ubicadas a diferentes distancias.

3.- Inicie pidiendo al pte que toque las alas de la mosca. Si coloca directamente el dedo sobre la lámina, indica que no tiene percepción de profundidad, deténgase y registre **Ausencia de estereopsis**. Si coloca el dedo en el aire, continué con la prueba.

4.- Pase a la primera serie de los animales (seria A) y pregunte "cuál de los animales se encuentra fuera de la lámina". Si responde correctamente, continué con la serie B y por último con la serie C. en caso de error, deténgase y registré el valor de la serie anterior según la tabla.

TIPO DE PRUEBA		ANGULO DE ESTEREOPSIS Seg. Arc	
ANIMALES	GATO	400	
	CONEJO	200	
	MICO	100	
CIRCULOS	1	ABAJO	800
	2	IZQUIERDO	400
	3	ABAJO	200
	4	ARRIBA	140
	5	ARRIBA	100
	6	IZQUIERDO	80
	7	DERECHO	60
	8	IZQUIERDO	50
	9	DERECHO	40

5.- Pregunte ahora al pte si puede decir cuál de los círculos de cada una de las series se encuentra fuera de la lámina. En caso de error, deténgase y registre el valor de la serie anterior.

TEST DE RANDOT

Basado en el mismo principio de láminas polaroides; su aplicación es igual al **TEST DE TITMUS**. Se diferencian en que el primero no presenta la mosca y en su lugar hay una serie de cuadros con figuras geométricas que sobresalen de la lámina.

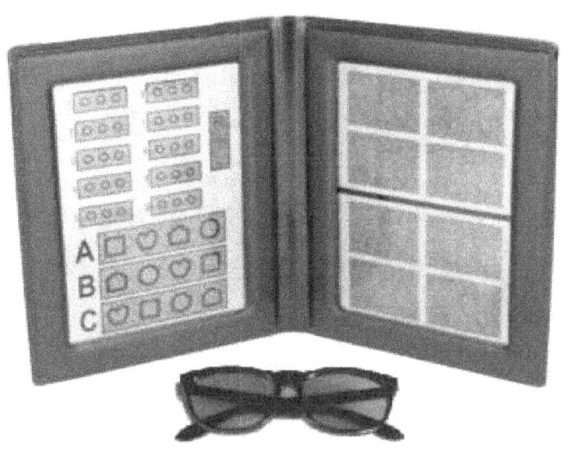

TEST DE LANG

No utiliza filtros polaroides. Su desventaja radica en que evalúa únicamente **ESTEREOPSIS GRUESA**. En éste, coloque la lámina a 40cm sobre la línea media del pte y pregunte "que figuras ve". Registre el valor de la figura más pequeña que pudo observar (al respaldo de la lámina).

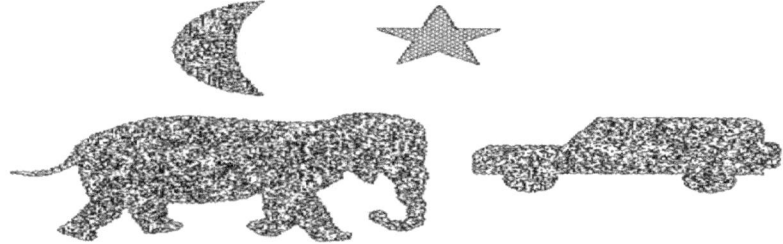

15. VISIÓN CROMATICA

LAMINAS PSEUDOISOCROMATICAS DE ISHIHARA

Símbolos realizados a base de círculos de dos o tres tonos y en diferentes tamaños, sobre un fondo de color y estructura similar.

Consta de 17 láminas montadas en forma de cartilla, en la que se utilizan números y laberintos para detectar alteraciones en los colores rojo – verde y/o ceguera al color.

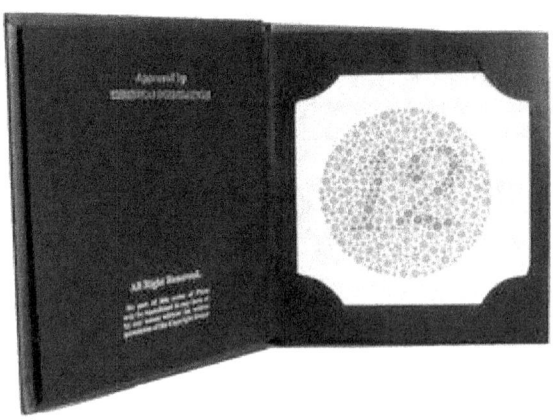

TECNICA

1.- Ambiente uniformemente iluminado, preferiblemente luz día, evitando brillos y reflejos.
2.- Paciente con su corrección para cerca y con su ojo izquierdo ocluido.
3.- Coloque las láminas a 50 cm. del sujeto, perpendicularmente a la línea de mirada.
4.- Muestre cada placa, de la # 1 a la # 15, durante tres segundos cada una. Si el pte es analfabeta ó no entiende los

números utilicé las lamina de laberintos (# 18 a la # 24) o por espacio de 10 seg. cada una.

5.- Pida al pte que identifique el número o recorrido correcto del laberinto.

6.- Registre el número de lámina identificadas sobre el número de láminas enseñadas.

7.- Repita el procedimiento para el ojo izquierdo ocluyendo el derecho.

Nota: Existe un método breve de evaluación cromática, que incluye solo seis láminas.

- Lamina # 1.
- Una lámina entre la # 2 y # 3.
- Una lámina entre la # 4 y a la # 7.
- Una lámina entre la # 8 y # 9.
- Una lámina entre la # 10 y a la # 13.
- Una lámina entre la # 14 y # 15.

INTERPRETACIÓN

- Si trece o más láminas son leídas correctamente, se considera la visión cromática normal.
- Si nueve laminas o menos son leídas correctamente, la visión cromática se considera deficiente.
- Si el pte se equivoca al leer la lámina de demostración (#1), la prueba de debe suspender.

Número de lámina	Persona normal	Persona con deficiencias Rojo – verde				Persona con ceguera total o debilidad cromática
1	12	12				12
2	8	3				x
3	6	5				x
4	29	70				x
5	57	35				x
6	5	2				x
7	3	5				x
8	15	17				x
9	74	21				x
10	2	x				x
11	6	x				x
12	97	x				x
13	45	x				x
14	5	x				x
15	7	x				x
16	16	x				x
17	73	x				x
18	X	5				x
19	X	2				x
20	X	45				x
21	X	73				x
		Protanopía aguda	Protanopía leve	Deuteranopía aguda	Deuteranopía leve	
22	26	6	(2) 6	2	2 (6)	
23	42	2	(4) 2	4	4 (2)	
24	35	5	(3) 5	3	3 (5)	
25	96	6	(9) 6	9	9 (6)	

Laminas pseudoisocromaticas de Ishihara

Nota: El guion (-), significa que la persona no lo lee o interpreta incorrectamente.
- La anomalía al color Verde se denomina Deuteranomalia y su ceguera Deuteranomalia.
- La anomalía al color rojo se denomina protanomalia y su ceguera Protanopia.
- La ceguera total al color se denomina Acromatopsia.

FARNSWORTH D – 15

GENERALIDADES

Test diseñado para seleccionar ptes con perdida severa de la visión cromática: Rojo – Verde y Amarillo – Azul. Consta de una clavija de referencia y quince clavijas de evaluación en tonos monsen estándar, escogidos de forma que los matices conjuguen sucesivamente, degradando el color, enumeradas en la parte inferior.

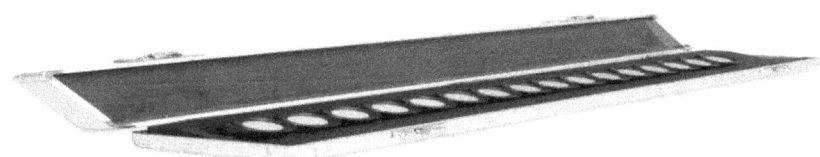

TECNICA

1.- Ambiente bien iluminado, preferiblemente luz día, evitando brillos y reflejos. No permita que el pte toque los colores, ya que altera el matiz.

2.- Pte con su corrección para visión próxima con el ojo izquierdo ocluido.
3.- Presente al pte la caja con las clavijas en orden.

4.- Pida al pte que ordene las clavijas, de acuerdo a la última que coloco según el tono, partiendo de la clavija de referencia durante ± 2 minutos por cada ojo.

5.- Cierre la caja y colóquela boca abajo para observar la numeración de las clavijas.

6.- Registre en la hoja de anotación estándar, el orden subjetivo y luego en el diagrama diagnóstico, una por cada ojo.
7.- Ocluya el ojo derecho y repita el procedimiento para el ojo izquierdo.

INTERPRETACIÓN

El diagrama diagnostico circular consta de tres ejes que indican la anomalía al color: Protan – Rojo (Primero), Deutan – Verde (Segundo) y Tritan – Azul (Tercero).

- Un ptes con visión cromática normal uniría los puntos en orden secuencial (1 – 15) forman en el diagrama diagnóstico un circulo, en los se acepta como normal el salto de uno de los números regresando siempre a la secuencia.
- Un pte con alteración en la percepción del rojo produciría un diagrama de líneas paralelas al eje Protan.
- Un pte con alteraciones en la percepción del verde produciría un diagrama de líneas paralelas al eje Deutan.
- Un pte con alteraciones en la percepción del amarillo – azul produciría un diagrama de líneas paralelas al eje Tritan. Las anomalías en la percepción al amarillo – azul se denominan: **Tritanomalía** y su ceguera **Tritanopiá**. Una percepción deficiente para el azul con lleva una deficiencia en el amarillo.

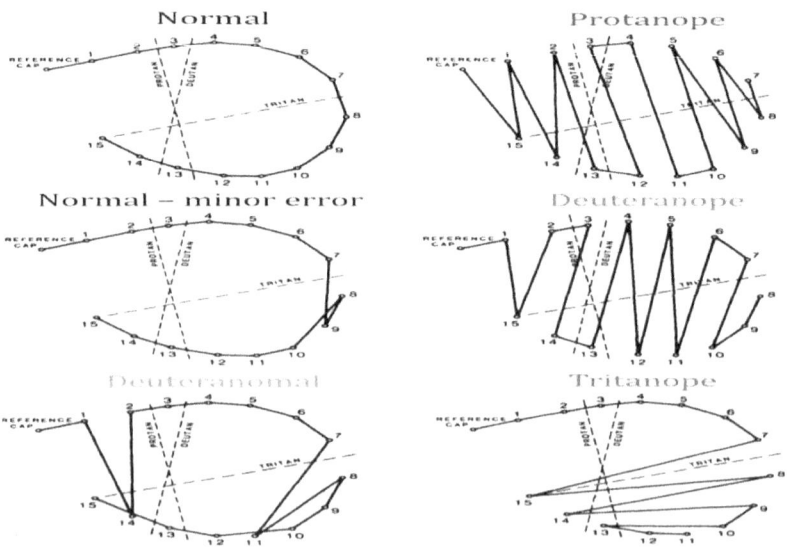

16. CAMPO VISUAL

TEST DE CONFRONTACIÓN

OBJETIVO: detectar defectos marcados en el campo visual del pte, en comparación con el campo visual del examinador que se toma como normal.

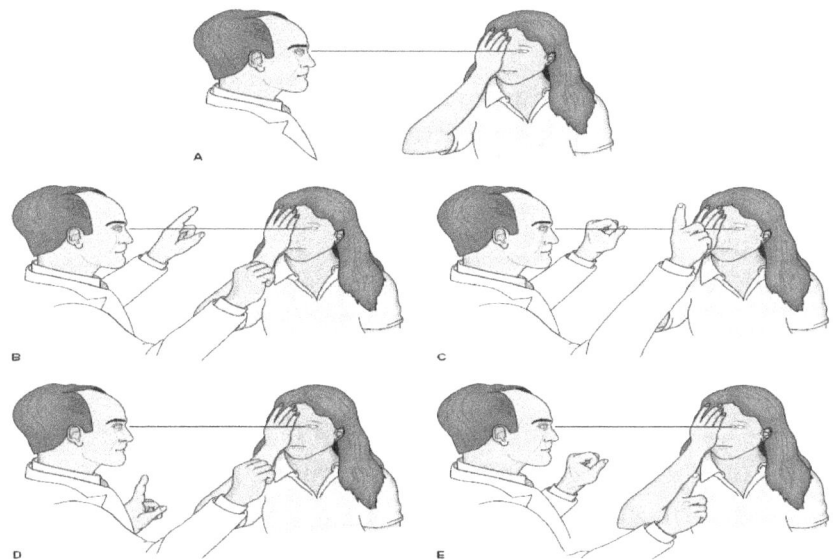

TECNICA

1.- Pte sin corrección con su ojo izquierdo ocluido.

2.- Ubique a 50cm del pte, a la altura de los ojos y ocluya su ojo derecho.

3.- Pida al pte que fije su ojo abierto mientras observa el ojo del pte con su ojo izquierdo.

4.- Ubique a la distancia de su brazo lateralmente y en posición horizontal, un índice que corresponda a la agudeza visual del pte en visión próxima.

5.- Pida al pte que reporte el momento en pueda observar el índice sin que deje de mirar su ojo.

6.- Repita el procedimiento en las ochos posiciones de miradas.

7.- Repita el procedimiento para el ojo izquierdo, mientras el pte mantiene ocluido su ojo derecho y usted el ojo izquierdo.

ANOTACIÓN

Registre como **Normal**, si el campo visual del pte se encuentra dentro de los limites o **Restringido** y su ubicación. Sin en alguna posición reporta muy cerca el punto donde ve el índice.

RECOMENDACIONES

- Si duda del resultado de la prueba, remita a un examen más confiable.
- Recuerde permanentemente al pte fijar su ojo.
- No desplace el índice muy rápido, ya que incrementaría el grado de error de la prueba.
- Recuerde al pte que se fije en el índice únicamente, no en la mano.

REJILLA DE AMSLER

OBJETIVO: Determinar la integridad del área muscular.

GENERALIDADES

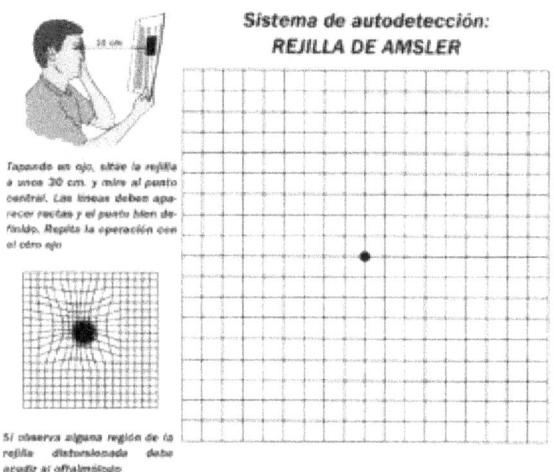

Consta de siete pruebas de igual tamaño en la que varía la composición del cuadro.

- Cuadro # 1: Este es el cuadro modelo que debe usarse en todos los casos.
- Cuadro # 2: Este cuadro se utiliza en los casos donde se dificulta la fijación del punto central. Las diagonales ayudan a fijar el centro de la casilla.
- Cuadro # 3: Es un cuadro de líneas rojas sobre fondo negro utilizado en escotomas cromáticos.
- Cuadro # 4: Es cuadro de puntos que revela la forma del escotoma, ya que no existe distorsión de formas.
- Cuadro # 5: Es cuadro de líneas paralelas usado, para la detección de metamorfopsias.
- Cuadro # 6: Es cuadro para transformación, de examen minucioso a través de las líneas de lectura. Líneas negras sobre fondo blanco.

- Cuadro # 7: Es un cuadro que permite un examen minucioso del área central. El rectángulo de casillas más pequeña delimita el área fóveal.

TECNICA

1.- Pte con corrección para visión próxima.

2.- Ubique la cartilla a 30cms.

3.- Si la agudeza visual es similar en ambos ojos, inicie ocluyendo el ojo izquierdo: si no, inicie ocluyendo el ojo de menor agudeza visual.

4.- Inicie con el cuadro # 1 y explique al pte el test: "Observe el punto central sin mover el ojo ni la cabeza y conteste a las siguientes preguntas".

- ¿Puede ver el punto central?
- ¿Puede ver las cuatros esquinas?
- ¿Las líneas están bien definidas o faltan algún pedazo de ellas? ¿En dónde?
- ¿Todas las líneas están rectas o alguna esta torcida? ¿En dónde?
- ¿Los cuatros tienen el mismo tamaño o hay alguno más grande?

5.- Repita el procedimiento para el otro ojo.

6.- Registre los resultados.

7.- Si considera necesario repita el procedimiento para los demás cuadros.

INTERPRETACIÓN

- Si el pte responde ver los cuadros perfectamente, no hay escotada.
- Si el pte reporta: Ver borroso alguna parte del cuadro y alcanza a ver líneas distorsionadas se encuentra ante un escotoma relativo.
- Si el pte reporta: No ver alguna parte del cuadro, se encuentra ante un escotoma absoluto.
- Si el pte reporta: No ver alguna de las cuatros esquinas, se encuentra ante un escotoma periférico.

ANOTACIÓN

- Si no hay anormalidad en las líneas, registre **Normal**.
- Si existe algún problema, registre el ojo, y la localización en la rejilla por medio del diagrama.
- Registre el número del test, en caso de no utilizar la lámina # 1.

RECOMENDACIONES

- Asegúrese que el pte mantenga la mirada en el punto de fijación central, así como el otro ojo bien ocluido.
- No realice esta prueba después de haber realizado alguna prueba con luz o con midriasis artificiales

17. OFTALMOSCOPÍA

GENERALIDADES

La oftalmoscopia se realiza para:

- Observar la transparencia de los medios refrigerantes.
- Determinar la existencia de patologías o alteraciones oculares y seguir su evolución.
- Determinar la fijación del Pte.
- Valorar aproximadamente el defecto refractivo según el lente con él se logre nitidez.

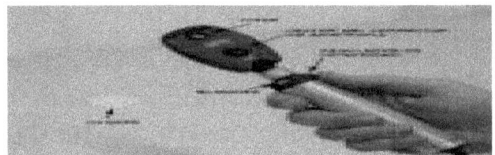

PRICIPIO OPTICO

El oftalmoscopio se basa en la búsqueda en la reflexión y la refracción de los rayos luminoso.

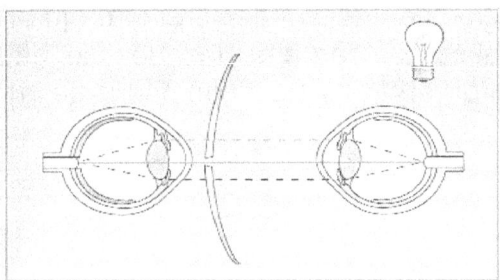

Los rayos procedentes de la misma fuente luminosa penetran en el ojo del examinador e ilumina su fondo de ojo. Los rayos refractados por cualquier porción de esta área iluminada salen del ojo que se examinan por encima del prisma, y por la perforación del disco del lente y penetran el ojo del examinador, por esto son enfocados sobre la retina; tiene una dirección convergente y prolongada hacia atrás, formando una imagen amplia y recta detrás del ojo del paciente.

MIRAS DEL OFTALMOSCOPIÓ DIRECTO

El oftalmoscopio directo consta de dos ruedas principales: Una para focalizar (rango de lentes) y otra para cambiar las miras.

A. **Filtro Azul Cobalto:** Se utiliza para fluresceína en adaptación de lentes de contacto.
B. **Filtro Verde Anerita:** Se utiliza para la detención de pequeñas hemorragias, alteraciones vasculares a nivel retiniano; elimina la coloración roja del fondo de ojo dejando percibir en contraste las alteraciones vasculares. Al aumentar el contraste entre el borde y la excavación nos permite medir con mayor claridad su profundidad.
C. **Filtro Polarizado:** Disminuye la intensidad de la luz. Se utiliza en pacientes fotofobito.
D. **Gran Abertura:** Se utiliza en la oftalmoscopia a distancia y permite una visión generalizada del estado del fondo de ojo.
E. **Retículo de Fijación:** Se utiliza para determinar la zona de la retina con la cual el Pte fija.
F. **Pequeña Abertura:** Permite el mejor enfoque de una zona específica. Disminuye la miosis por estimular una zona más pequeña de la retina.
G. **Hendidura:** Determina elevaciones o depresión del tapete retiniano, también se puede utilizar para determinar la fijación. Además, determina lesiones, tumores y edema papilar.

OFTALMOSCOPIA A DISTANCIA

Se hace con el fin de observar la transparencia de los medios.

TECNICA

1.- Pida al paciente que mire al infinito un punto fijo (E del 20/200). Con el cuarto oscuro para obtener una midriasis amplia.
2.- Ubíquese a 50cm de frente al Pte (alineado con el eje visual) con el oftalmoscopio en neutro (0.00 Dpts).
3.- Se observa un fondo rojo claro brillante y contínuo, cualquier opacidad se ve como un punto negro y contrasta con el fondo.

OFTALMOSCOPIA DIRECTA

Se realiza para observar en detalle cada estructura.

TECNICA

1.- Pida al paciente que mire al frente un punto fijo (E del 20/200) por encima de la oreja.
2.- Con el oftalmoscopio en la mano derecha y con el ojo derecho proceda a examinar el ojo derecho del paciente.
3.- Coloque una lente de +20.00 Dpt y aproximadamente a 5cm del ápice cornéal (distancia focal del lente), a una inclinación con respecto al eje visual del Pte de 30° temporal observe cornea.
4.- A medida que reduzca en forma gradual la potencia positiva del lente del oftalmoscopio, el foco de observación se extiende hacia atrás, aproximadamente así:

- +20.00--------------- Cornea
- +15.00--------------- Iris
- +12.00 a +10.00-- Cristalino
- +8.00 a +5.00----- Humor vítreo
- Neutro (0.00) --------Retina

Esto depende del error refractivo del paciente el del examinador.

5.- En cada una de las estructuras se debe estar pendiente de cualquier anomalía.

6.- Si se observa alguna opacidad, pida al paciente que mueva suavemente el ojo horizontal y vertical, para determinar el lugar de ubicación de la opacidad así:

- **Movimiento Con:** Implica que esta antes del punto nodal (cornea, capsula anterior del cristalino, núcleo del cristalino).
- **Movimiento Contra:** Implica que esta después del punto nodal (capsula posterior del cristalino, vítreo).

7.- Al anotar el lugar donde se encuentra la opacidad debe hacerse con referencia a la ubicación de los números del reloj.

8.- La inclinación de ± 30° temporalmente, se realiza para llegar directamente a la cabeza del nervio óptico.

9.- En el fondo de ojo se debe tener en cuenta:

- **Papila o Cabeza del Nervio Óptico:**

- Tamaño
- Forma: Redondeada ligeramente ovalada verticalmente.
- Color: Amarillo suave.
- Bordes Papilar: Regulares y nítidos.
- Profundidad de Excavación: se debe medir así:

Aumentar lente negativo desde el borde de la papila hasta observar la lámina **Cribosa**. Teniendo en cuenta la diferencia entre el lente inicial y el final: Cada 3 Dpt equivale a 1mm de profundidad.

- **A nivel de la Irrigación:**

  - Nacimiento y distribución del árbol vascular.
  - Relación arteria – vena (2-3), siendo la vena más ancha y oscura.
  - Recorrido y estrechamiento de los vasos sin intentar, comprimir o desplazar unos a otros.
  - Color del fondo de ojo: Rojizo pálido uniforme con variaciones normales según la raza, el estado refractivo y la edad.

- **Macula:** Situada temporalmente a 2 diámetro de la papila, es avascular, tiene un color rojo cereza con un reflejo central brillante (fóvea).

  - Cambie la mira del retículo de fijación y pida al Pte que mire la luz, mientras ocluye el otro ojo.

10.- Repita el procedimiento con el ojo izquierdo, teniendo en cuenta utilizar su ojo izquierdo y su mano izquierda.

11.- Los hallazgos se deben dibujar en la historia clínica, en un esquema señalando su extensión, ubicación y forma.

18.- QUERATOMETRIA

GENERALIDADES

Es la técnica que se utiliza para medir los radios cornéales de los meridianos principales de la córnea. Dicha medida se realiza en la zona apical de 3 a 4 mm.

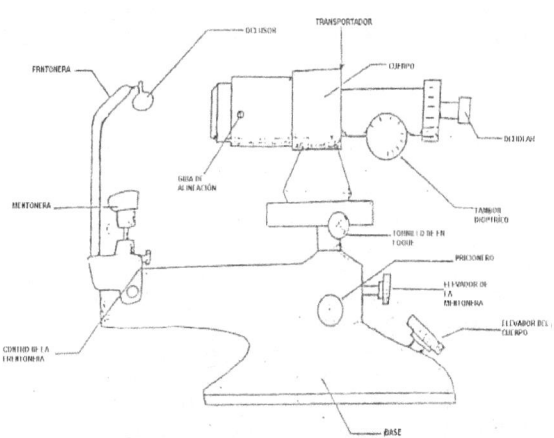

Esta técnica se basa en principio de comparación de las imágenes de **Purkinje**. Esto conlleva el supuesto que la córnea se comporta como un espejo convexo gracias al recubrimiento de la lagrima.

Sirve para determinar:

- La cantidad y el eje del astigmatismo cornéal; se relaciona en forma directa con el astigmatismo refractivo.
- En lentes de contacto: la curva base y el tipo de lente a adaptar.
- El estado cornéal y controlar variaciones en su estructura.
- La relación entre la curvatura cornéal y el estado refractivo.

REQUISITO: Para realizar la queratometría se necesita transparencia cornéal y una superficie regular que permita el reflejo de las miras. También es necesario cierto grado de colaboración por parte del Pte.

PRINCIPO ÓPTICO

El principio de la queratometría consiste en que el tamaño de una imagen reflejada por la córnea, es proporcional a la curvatura de esta. El queratómetro permite entonces medir en dioptría o en radio

de curvatura los distintos meridianos cornéales, o sea, el astigmatismo cornéal.

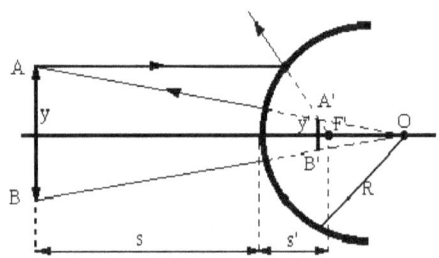

PARTES DEL QUERATOMETRO

1. Ocular.
2. Prisionero.
3. Botón de encendido (off / on).
4. Mentonera.
5. Frentonera.
6. Tambores de medidas: Horizontal & vertical.
7. Tubo óptico o cuerpo.
8. Transportador.
9. Tornillo de enfoque.
10. Tornillo del elevador del cuerpo.
11. Tornillo de elevador de la mentonera.
12. Tornillo de elevador de la frentonera

TECNICA

1.- Enfocar el ocular: Coloque una superficie blanca para observar la cruz nítida del queratómetro.
2.- Ajustar la silla o la mesa recuerdo a la altura del paciente.
3.- Quitar el prisionero al aparato.
4.- Pedir al paciente que ponga la barbilla en la mentonera y que la frente descanse en la frentonera.

   A. En el B & la cruz $+$
   B. En Javal la línea $\vdots$

5.- Acomode al paciente, subiendo o bajando la mentonera y la frentonera hasta que el canto externo del paciente coincida o este alineado con la muesca del queratómetro. El paciente debe estar bien apoyado con la cara perfectamente de frente.
6.- Observe lateralmente del lado derecho si coincide la muesca de referencia con el canto externo del Pte si no, mueva el aparato hasta hacerlo coincidir.
7.- Ocluya el ojo izquierdo del paciente.
8.- Encienda el aparato.
9.- De las instrucciones al paciente: No debe moverse y mirar fijamente el reflejo de su ojo, procurando no parpadear.

PROCEDIMIENTO

PARA EL QUERATOMETRO DE BAUSCH & LOMB

10A.- Alineé el telescopio en el centro de la córnea del ojo derecho del paciente. La cruz de enfoque debe colocarse en el centro del círculo inferior derecho.
11A.- Enfoque: las miras, evitando que se vea doble.

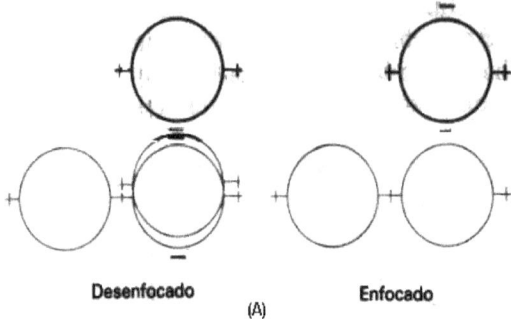

Desenfocado (A)   Enfocado

12A.- Nivelación: Gire el cuerpo del aparato buscando el eje astigmatismo, hasta que las líneas horizontales de los signos positivos (+) sean continúas y los signos negativos (-) estén enfrentados (registre los grados que aparece en el transportador.

13A.- Contactación: Rote el tambor de la izquierda que hasta que los signos positivos se superpongan formando uno solo, este será el valor del primer meridiano. Ahora rote el tambor de la derecha que indica el meridiano vertical hasta que los signos negativos se superpongan en uno solo, este será el valor del segundo meridiano.

14A.- Registre los resultados obtenidos en los tambores y el eje del astigmatismo.

15A.- Repita el procedimiento para el ojo izquierdo.

PARA EL QUERATOMETRO DE JAVAL

16B.- Alineé el telescopio en el centro de la córnea del ojo derecho del paciente. Se debe tratar que las del campo y atravesadas por la línea de fé.

17B.- Enfoque: Las miras, evitando que se vean doble.

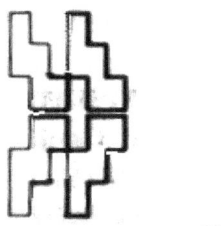 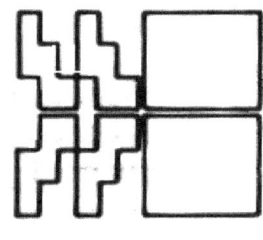

(B)

18B.- Nivelación: Gire el cuerpo del aparato buscando el eje del astigmatismo, rote el instrumento hasta que las líneas centrales de las miras sean continúas.

19B.- Contactación: Gire el tornillo micrométrico que desplaza las miras sobre el arco, observe la medición sobre éste. Localice el segundo meridiano principal girando el arco 90º grados el valor encontrado en la primera medida y proceda a contactarlas. Las miras superpuestas significan que existe un astigmatismo córneal contra la regla (AR) y debe medir primero el meridiano vertical. O si a los 90º grados no coincide, se encuentra ante un astigmatismo irregular y deberá repetir el procedimiento del numeral 18.

20B.- Repita el procedimiento para el ojo izquierdo.

21.- En algunos casos como: Queratocono, Cirugía Refractiva, y Astigmatismos Irregulares altos, la nivelación de las miras es imposible y la contactación incompleta. Entonces se procede a **Angular** las miras. En estos casos el eje del astigmatismo no es una línea, si no una zona o rango:

- Gire el cuerpo del queratómetro u oftalmómetro hasta que las miras se contacten en la parte superior. Registre el valor que marca el transportador.
- Gire nuevamente el aparato hasta que las miras se contacten en la parte inferior. Registre este segundo valor del transportador. Entre los dos valores registrados se encuentra el eje del astigmatismo.

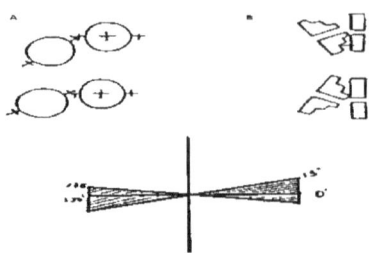

REGISTRE: Angulación de las miras de X grados (Cantidad en grados del rango de angulación).

22.- El rango de los queratometros en su mayoría está entre 36.00 y 52.00 Dpt, cuando el valor de la queratometría sobrepasa estos valores debemos ampliar el rango con un lente **Ortogón:** Este lente se utiliza para aumentar el rango o disminuir el rango de la imagen reflejada sobre la córnea. Para aumentar el rango se antepone en lente de +1.25 entre el ojo del paciente y la parte frontal del queratómetro y cada meridiano se le suma 9.00 dioptría. Ej:

K O.D: 48.00/52.00 X 135° (aproximadamente).

Solución:

K O.D: 57.00/61.00 X 135°

Cuando la córnea es muy plana se realiza lo mismo que el anterior, pero se le antepone un lente de -1.00 y se le resta 6.00 dioptría a cada meridiano. Ej:

K O.D: 36.00/37.00 X 20° (aproximadamente) sin contactar y nivelar.

Solución:

K O.D: 30.00/31.00 X 20°

ANOTACIÓN

Existen varias formas de anotación:

1.- Meridiano más plano / Meridiano más curvo por el eje del meridiano más plano Ej: 43.00 X 0°
44.00 X 90°
43.00/44.00 X 0°

2.- Meridiano horizontal / Meridiano vertical por el eje del meridiano horizontal. Ej: **MH:** 43.00 X 0°
MV: 44.00 X 90°
43.00/44.00 X 0°

3.- Meridiano horizontal por su eje y meridiano vertical por su eje. Ej.

MH: 43.00 X 0°
MV: 44.00 X 90°

Este método se utiliza más que todo para los casos de astigmatismo irregulares.

HALLAZGO

Fisiológicamente se encuentra un astigmatismo corneál con la regla (WR) de 0.50 a 0.75 Dpts que se compensa por un astigmatismo contra la regla (AR) producido por el cristalino. Además del valor de la queratometría tenga en cuenta la calidad de las miras, así como sus características.

Unos de los principales hallazgos durante la queratometría es el **Queratocono:** Que es una degeneración corneál no inflamatoria, que se caracteriza por un adelgazamiento progresivo del área central de la córnea y forma una prominencia. Se clasifica en cuatro grados:

GRADO I: Lecturas queratométricas normales y no se aprecia distorsión en las miras. Las medidas varían entre 1.00

y 2.00 Dpts. Con el oftalmoscopio se observan sombras de aplanación moderada en la periferia, la mejor A.V es 20/25.

GRADO II: Lecturas 44.00 y 49.00. Aplanamiento marcado hacia la periferia. La distorsión de las miras es moderada. El astigmatismo es entre 3.00 y 5.00 Dpts. El reflejo oftalmoscópico es más irregular. La mejor A.V es de 20/50. Transparencia en la córnea es normal.

GRADO III: Lecturas de 43.00 y 50.00 Dpts con reflejo irregular en las miras. En la zona central aparecen estrías verticales por rotura de la membrana de Descemet y A.V de 20/100.

GRADO IV: Lecturas entre 45.00 y 60.00 Dpt, con una distorsión notable de las miras; medida casi imposible de tomar, especialmente por presentar **Leucoma** en el área pupilar.

RECOMENDACIONES

- Paciente debe estar sin su Rx y sus lentes de contacto.
- Focalice constantemente y haga parpadear al Pte para aclarar las miras.
- Si el paciente es un niño sostenga usted mismo con su mano libre la cabeza.
- Tenga en cuenta la calidad de las miras.

19.- RETINOSCOPIA

GENERALIDADES

Es un método objetivo para investigar, diagnosticar y evaluar los errores refractivos del ojo, realizado con base en el principio de los focos conjugado de la retina del Pte y el plano nodal del examinador. Al iluminar el ojo con la luz emitida por el retinoscopío, la retina se comporta como una pantalla que abarca y refleja la luz hacia la pupila del Pte.

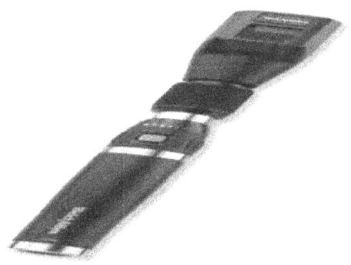

Este reflejo es el que observa el examinador y a través de este para determinar el estado refractivo del paciente.

CARACTERISTICA DEL RETINOSCOPÌO

Existen dos tipos de retinoscopios según el haz de luz que emiten: Uno en forma de **Punto** y orto en forma de **Banda**, esté último permite observar con mayor claridad el eje del astigmatismo. En la técnica se describe el procedimiento utilizado el retinoscopío de Banda.

El sistema óptico del retinoscopío contiene un espejo que varía los focos. El espejo plano refleja los rayos paralelos como si provinieran del infinito. El espejo cóncavo pone un punto focal que invierte el efecto de los rayos reflejado, por esto el movimiento de las sombras es observado contrario al espejo plano. Y se utiliza para confirmar el punto de neutralización.

DISTANCIA DE TRABAJO: Es la que selecciona el examinador y debe mantener durante todo el examen, cualquier variación altera el valor de la formula y se debe compensar el valor de la esfera.

LENTE RETINOSCÓPICO: Es un lente positivo cuyo valor dióptrico es igual al inverso de la distancia de trabajo en metros.
NOTA no se hace compensación con este lente.

PUNTO NEUTRO: Es donde no existe ningún movimiento, solo se observa en retinoscopía estática por que la acomodación está en reposo o relajada.

ZONA NEUTRA: Es el último movimiento directo o el primer movimiento inverso. Esta zona se aprecia cuando se realiza retinoscopía dinámica y es cuando la acomodación esta activa.

PRINCIPIO ÓPTICO

La retinoscopía se basa en el estudio del movimiento del reflejo de la retina por el examinador, es decir, la iluminación de la pupila del ojo examinado como consecuencia del manantial luminoso secundario y emana la retina.

Del manantial luminoso emergen rayos hacia el lente condensador como produciendo una imagen virtual, de la fuente luminosa por lo tanto los rayos llegan al espejo plano como si procedieran de esta imagen y salen divergentes, hacia el ojo examinado donde se reflejan, luego se dirigen hacia el agujero óptico del retinoscopío llegando al ojo del examinador.

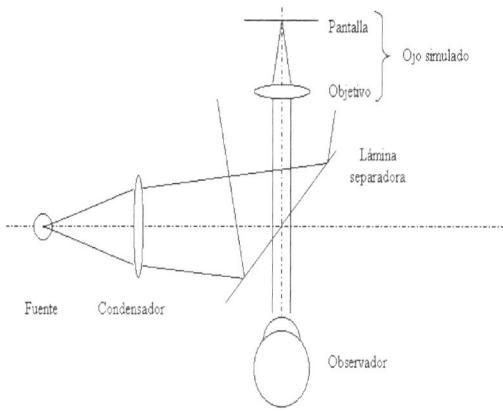

RETINOSCOPIA ESTATICA

OBJETIVO: Determinar la refracción objetiva para visión lejana, manteniendo la acomodación relajada.

REQUISITOS: Que no exista tropía en visión lejana.

TÉCNICA

1.- Paciente cómodamente sentado de manera que los ojos estén a la misma altura del examinador

2.- Si no utiliza el **RL** compensa en forma negativa la distancia de trabajo.

3.- Si utiliza foropter:

- Coloque el foropter delante del Pte con la distancia pupilar para visión lejana y ajuste el nivel del instrumento centrando los ojos en la abertura.

4.- Si utiliza el **RL** se debe colocar en ambos ojos, para relajar la acomodación.

5.- Pida al paciente que mire por encima de su oreja, la letra E del 20/200 del optotipo.

6.- El examinador se hace a la distancia de trabajo escogida y se ubica en el eje visual del ojo derecho del Pte y observa con su ojo derecho a través del retinoscopío el reflejo retinal, manteniendo sus ojos abiertos. No obstruya con su cabeza la mirada del paciente.

7.- Observe el meridiano horizontal con la banda del retinoscopío en sentido vertical. Haga un suave movimiento horizontal y observe la velocidad, brillo y dirección de la sombra. Ahora coloque la banda del retino horizontal para observar el meridiano vertical y con un movimiento vertical suave observe la velocidad, brillo y dirección de la sombra.

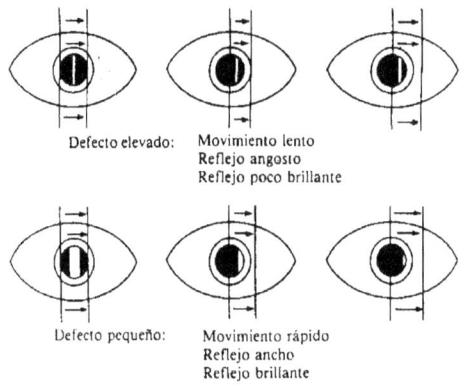

Figura - Retinoscopia; movimiento del reflejo.

8.- Una vez aprecie la dirección de la sombra, proceda a neutralizar de la siguiente manera:

- Adicione lentes **Positivos**, si el movimiento de la banda es con o directo, con respecto a la dirección de la sombra.
- Adicione lentes **Negativos**, si el movimiento de la banda es Contra o inverso, con respecto a la dirección de la sombra.

9.- Para mantener el control de la acomodación adicione lente positivo hasta observar sombras contra.

10.- Existen dos formas de neutralizar el movimiento de las sombras:

A.- Lentes esféricas únicamente se utiliza cuando se trabaja con regla esquinoscópicas o en casos de astigmatismos irregulares.

B.- Combinando lentes esféricos y planos cilíndricos, este es el método más utilizado.

Nota: Se realiza como en retinoscopía estática y dinámica.

NEUTRALIZACIÓN CON ESFERA

11A.- Con la banda vertical, disminuya lente positivo en el meridiano horizontal hasta neutralizar el movimiento de modo que desaparezca o se invierta.
12A.- Gire la banda 90° y realice el mismo procedimiento que en el anterior.
13A.- El lente más positivo o más negativo será el valor de la esfera y el eje del astigmatismo, el recorrido entre los dos meridianos dará el valor del cilindro. EJ:

Ejemplo 1

Neutralizo:
MH: +4.00 X 0°
MV: +2.50 X 90°
Compensando D.T a 50cm.
MH: +2.00 X 0°
MV: +0.50 X 90°
Resultado final: +2.00/-1.50 X 0°

Ejemplo 2

Neutralizo:
MH: -2.00 X 0°
MV: -1.50 X 90°
Compensando D.T a 50cm.
MH: -4.00 X 0°
MV: -3.50 X 90°
Resultado final: -3.50/-0.50 X 90°

14A.- Tome agudeza visual con el resultado final monocular y binocularmente. Registre los datos.

NEUTRALIZACIÓN CON ESFERAS Y CILINDROS NEGATIVOS

11B.- Disminuya lente positivo hasta que el movimiento desaparezca o se invierta. A menudo hay punto neutro claramente definido, más bien una zona neutra, desde el último **Contra** al primer **Con**. La aparición de sombras irregulares y la velocidad tan rápida de las sombras que hace casi imperceptibles a medida que se aproxima a la zona neutra, puede dificultar la determinación con exactitud del punto neutro.

12B.- Ahora gire 90° la banda:

- Si todos los meridianos se neutralizan de forma similar y el movimiento de las sombras es igual al meridiano anterior no hay astigmatismo y es defecto esférico.

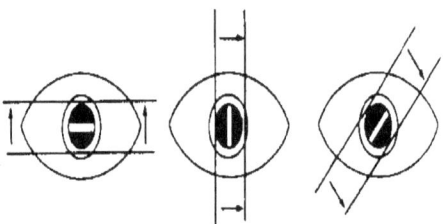

Mismo grosor del reflejo pupilar
Misma velocidad de desplazamiento
Misma dirección de desplazamiento
La banda de iluminación y la del reflejo son siempre paralelas

Figura Retinoscopia; ametropía esférica.

- Si existe un movimiento **Contra:** Adicione lente cilindro negativo con el eje en el meridiano horizontal, hasta obtener el punto neutro o el último movimiento **Contra**. Astigmatismo con la regla (WR).
- Si existe movimiento **Con** en el meridiano vertical, indica la existencia de un astigmatismo contra la regla (AR) y debe neutralizar primero este meridiano: Adicione lente positivo hasta neutralizar y vuelva al meridiano horizontal donde encontrará un movimiento

Contra. Neutralice con el cilindro negativo con eje vertical.

- Si no coincide el eje de la banda retinoscópica con el eje del astigmatismo, perdiendo el reflejo, nitidez y además se observa ruptura en alineamiento del reflejo en la pupila y la banda externa, se encuentra ante un astigmatismo irregular.

- Mueva la banda hasta que recupere su continuidad y adicione cilindro negativo con el eje paralelo a la banda.

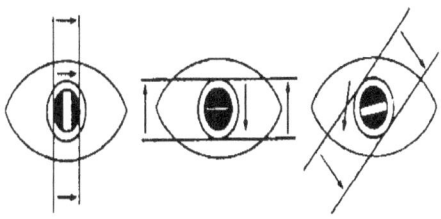

Distinto grosor de reflejo
Distinta velocidad de desplazamiento
Distinta dirección de desplazamiento
Banda de iluminación y reflejo no son siempre paralelos

Figura Retinoscopia; ametropía astigmática.

13B.- Al registrar los datos obtenidos no olvide compensar la distancia de trabajo, si no trabaja con el lente **RL**.
14B.- Repita el procedimiento para el ojo izquierdo.
15B.- Tome agudeza visual con el resultado obtenido monocular y binocularmente. Registre los datos.

RETINOSCOPIA DINAMICA

OBJETIVO: Determinar la refracción objetiva para visión próxima, manteniendo la acomodación activa, fijando a una distancia próxima.

REQUISITO: Que el paciente no sea áfaco y se utiliza para pacientes con problemas acomodativos, hipermétropes, niños y poco colaboradores. Se basa en la retinoscopía estática.

TECNICAS

RETINOSCOPIA DINAMICA MONOCULAR

1.- Ajuste el foropter para la distancia pupilar para visión próxima.
2.- Ubíquese a 40cm.
3.- Ocluya el ojo izquierdo y pida al paciente que mire las figuras del retinoscopío.
4.- Adicione lente negativo hasta observar movimiento con ambos meridianos.
5.- Disminuya lente negativo en paso de 0.25 o de 0.50 hasta obtener el movimiento **Con** más rápido o se invierta el movimiento ósea **Contra**.
5.- Gire la banda 90º y neutralice el meridiano vertical (ver técnica estática numeral 11B).
6.- El valor encontrado será la corrección tentativa para seca o **Dinámico Grosso**.
7.- Para encontrar el valor para visión lejana se compensa de acuerdo a la edad según la tabla del **Dinámico Neto:**

EDAD	COMPENSACIÓN
Menos de 40	1.25
40 – 44	1.50
45 – 48	1.75
49 – 52	2.00
53 – 56	2.25
57 – 60	2.50
61 – 64	2.75
Mayor de 64	3.00

8.- Repita el procedimiento para el ojo izquierdo.

9.- Generalmente esta técnica se desarrolla luego de haber obtenido el dato de refractivo mediante la retinoscopía estática, lo que hace permite hacer un análisis objetivo sobre el estado de la acomodación del Pte. La retinoscopía dinámica es de 0.50 a 0.75 Dpts más positiva que la retinoscopía estática. Si la diferencia es mayor o menor, indica problemas en la acomodación.

RETINOSCOPÍA DINÁMICA DE TAIT

La técnica de **Tait** tiene en cuenta la relación, acomodación convergencia para la compensación.

1.- Ubíquese a 33cm del paciente.
2.- Pida al paciente que mire la luz del retinoscopío o las figuras que se encuentran en él.
3.- Adiciones lente positivo binocularmente hasta obtener movimiento **Contra** en ambos meridianos. Aunque el paciente reporte visión borrosa, debe ver una sola imagen.
4.- Reduzca gradual mente el poder positivo del ojo derecho hasta neutralizar ambos meridianos (Ver retinoscopía estática numeral 11B). Reduzca simultáneamente el poder positivo en el ojo izquierdo para evitar variaciones en la relación acomodación- convergencia que puedan provocar diplopía.
5.- Adicione +0.25 Dpt al último movimiento **Contra** y registre como **Dinámico Grosso**.

6.- En pacientes menores de 40 años compense arbitrariamente 1.50 Dpts al **Dinámico Grosso** para obtener el **Dinámico Neto** aproximado.

7.- Mida la foria horizontal inducida por el dinámico neto aproximado, en visión lejana y visión próxima, para hallar la exoforía fisiológica o Pexo, que se define como una deficiencia de convergencia en el punto próximo de fijación con relación a la acomodación presente y se calcula así:

Pexo = Foria VP – Foria VL

9.- Modifique el valor del **Dinámico Grosso** según el resultado de la **Pexo**, compensando de acuerdo a la tabla. Este resultado es la corrección tentativa para cerca.

VALOR Pexo	COMPENSACIÓN
0 – 6	1.50
8	1.75
10	2.00
12	2..25
14	2.50
16	2.75
18	3.00

10.- El resultado final se conoce como **Dinámico Neto**, el cual debe diferir poco de la retinoscopía estática y será la corrección tentativa para lejos.

11.- Repita el procedimiento para el ojo izquierdo.

RETINOSCOPIA DINÁMICA DE SHEARD

1.- Ubíquese a una distancia de trabajo de 33 a 40cms.

2.- Pida al paciente que observe la luz del retinoscopío o la figura que se encuentra en él.

3.- Adicione binocularmente lente negativo hasta obtener movimiento **Con** en ambos meridianos.

4.- Disminuya lente negativo hasta obtener el primer punto de neutralización en cada meridiano. Este resultado se conoce como **Dinámico Grosso** y es la corrección tentativa para visión próxima.

5.- Al valor encontrado, compénsele 0.75 Dpts que es igual al **Retardo de acomodación** según Sheard. El resultado es conocido como **Dinámico Neto** y es la corrección para visión lejana.
6.- Repita el procedimiento para el ojo izquierdo.

RETINOSCOPIA BAJO CICLOPLEJIA

OBJETIVO: Medir el error refractivo del paciente en ausencia de la acomodación, paralizando el músculo ciliar mediante el uso de cicloplejicos.

INDICACIONES

Se utiliza en caso de:

- Endotropías.
- Sombras muy variables.
- Diferencias marcadas entre la retinoscopía estática y la dinámica.

CONTRAINDICACIONES

No se utiliza en caso:

- Sospecha de glaucoma.
- Problemas cardiacos.
- Glaucoma de ángulo cerrado.

CICLOPÉJICOS

Las drogas más utilizadas en orden de efectividad son:

- **Isoptoatropina al 1%:** Paraliza completamente el músculo ciliar. Útil en estrabismos convergentes tipo

acomodativo. Su efecto dura ± 15 días. **Dosis:** 1 gota en cada ojo tres veces al día, tres días antes de la cita.
- **Ciclopentolato Clorhidrato 1%:** Se utiliza en adultos con exceso de acomodación; espasmos de acomodación; en pediatría. Su efecto dura ± 4 días. **Dosis:** 1 gota en cada ojo, 3 veces en intervalos de 5 minutos media hora antes de hacer la refracción.
- **Trópicamida (Midriacyl):** Útil en pupilas muy mióticas. Como ciclopléjico es ineficaz y en la actualidad se considera únicamente midriático. Su efecto dura ± 8 horas. **Dosis:** 1 gota en cada ojo, 3 veces en intervalos de 5 minutos media hora antes de hacer la refracción.

TECNICA

1.- Luego de aplicación del ciclopléjico, verifique que no existan reflejos pupilares y que la agudeza visual en visión próxima se encuentre disminuida. (La técnica excluye el uso del Midriacyl).
2.- Ocluya el ojo izquierdo del paciente.
3.- Pida al paciente que mire las figuras del retinoscopío o en su defecto, la luz.
4.- Neutralice las sombras en los dos meridianos principales.
5.- Repita el procedimiento para el ojo izquierdo.
6.- El valor obtenido, compénsele la distancia de trabajo y con este resultado tome la agudeza visual.
7.- Para hallar el valor real de la retinoscopía, compense el tono muscular así:

- Isoptoatropina ------0.75 Dpts.
- Ciclopentolato ------0.50 Dpts.
- Trópicamida --------0.25 Dpts.

CASOS ESPECIALES

SOMBRAS EN TIJERAS: Se realiza en problemas de astigmatismos altos y queratocono. Aberración mixta producida por desalineamento de los elementos refractivos, en la que aparecen dos bandas que se acercan y separan como las hojas de una tijera.

TECNICA

1.- Busque el área más central de la pupila.
2.- Aumente lentes positivos hasta obtener movimiento **Contra** en todas las direcciones.
3.- Disminuya positivo hasta que aparezca el primer movimiento en tijera. Registre como valor esférico.
4.- Mueva hacia delante y determine cual es el eje.
5.- Regrese a su distancia de trabajo y neutralice el otro meridiano. (Ver numeral 10A de retinoscopía estática).

OPACIDADES

TECNICA

1.- Como recurso inicial disminuya la intensidad luminosa del retinoscopío.

2.- Descéntrese un poco del eje visual, buscando una zona libre de opacidades. (R.E tentativa).

3.- Disminuya la distancia de trabajo hasta aproximadamente 10cm para obtener un reflejo trabajable.
4.- Realice retinoscopía periférica.

RECOMENDACIONES

- Indique al paciente el procedimiento y pida su colaboración.
- Si la refracción es astigmática luego de neutralizar el meridiano secundario revise el componente esférico, ya que las aberraciones cilíndricas enmascaran el valor real de la esfera, unidamente observe el meridiano secundario.

- Asegúrese de refractar sobre el eje visual para evitar errores por falta de paralaje.
- Recuerde al paciente constantemente mantener su punto fijación.
- En defectos mayores a 4.00 Dpts el valor esférico, tenga en cuenta la distancia al vértice.
- En niños, realice siempre retinoscopía dinámica monocular para tener mayor control de la fijación y la acomodación.
- Realice siempre un examen antes y después de la ciclopléjia, para tener un patrón de comparación, al dar la prescripción.
- Descarte las aberraciones periféricas producidas por la midriasis excesiva y concéntrese en el movimiento de la parte central.
- Para controlar la miosis pupilar normal al indicar un rayo de luz directamente sobre la mácula, se le debe:

Pedir al paciente que mire un poco por fuera del eje de incidencia de la luz.
Disminuir la iluminación del ambiente.
Disminuir la intensidad luminosa del retinoscopio.

- Si las sombras varían, el paciente está acomodando. Pida al paciente que no mueva el ojo. Registre los valores entre los cuales varían las sombras.
- Si usted no está seguro de la presencia de un astigmatismo 0.25 Dpts, olvídalo. Un astigmatismo tan pequeño no causa sintomatología.
- Si el reflejo muy débil, acérquese y luego compense la distancia a la cual trabajó.
- Trabajando con el foropter, si el reflejo desaparece por empañamiento, aumente la distancia al vértice.
- Utilice montura de prueba en casos como: Afaquia. Baja visión y pacientes con limitaciones físicas o inquietos. Se tiene mayor control sobre la fijación del paciente.

- Si el reflejo no tiene movimiento, indica que el defecto es alto. Adicione lente positivo o negativo altos hasta obtener movimiento **Con** o **Contra**.
- Si duda del punto de neutralización cambie el espejo plano al espejo cóncavo y observe el movimiento, teniendo en cuenta que la dirección de las sombras se invierte. (Ver numeral 8 de R.E).
- En pacientes operados de catarata es normal encontrar un astigmatismo contra la regla inducido por las suturas.
- En pacientes operados de cirugía refractiva o transplante de córnea, usted debe tener en cuenta:

La refracción tiene variaciones extremas los 3 meses siguientes a la cirugía.
Existe una visión variable a través de los diferentes puntos de la córnea.
La retinoscopía se realiza igual que unas sombras en tijera.
Las fluctuaciones son mayores mientras se tomen esteroides.

- En astigmatismos irregulares o altos, inicie la retinoscopía con el valor y el eje del astigmatismo de la queratometría.
- En pacientes con nistagmus:

- Busque la posición de bloqueo en las 8 posiciones de miradas y realice así la retinoscopía.
- Determine si el nistagmus se desencadena con la oclusión, si es así, disocie con un lente positivo alto o con un prisma **Base Superior**.
- Al trabajar con la montura de pruebas, coloque el lente de mayor poder en la parte posterior, así tendrá un mayor control sobre la distancia al vértice.
- En casos de pupilas mióticas, aumente la luz ambiente para evitar el reflejo directo a la luz.

20.- SUBJETIVO VISIÓN LEJANA

GENERALIDADES

Prueba utilizada para verificar y afinar la corrección refractiva obtenida por medio de técnicas objetivas, controlando la acomodación.

OBJETIVO: Dar al paciente el lente más positivo con que logre la mejor A.V para visión lejana monocular, para luego ser balance binocularmente.

TECNICA MONOCULAR DE EMBORRONAMIENTO

1.- Explique al paciente que verá borroso y que requiere de su máxima colaboración, tratando de leer las líneas del optotipo a medidas que la valla identificando, aunque no las vea totalmente nítidas.
2.- Coloque la fórmula de retinoscopía y adicione el valor suficiente positivo hasta que vea 20/200 (+3.00). Si el valor cilíndrico es mayor a 2.00 Dpts, coloque la mitad, si es menor; inicie con la esfera.
3.- Disminuya el valor del lente posito en paso de 0.25 Dpts de manera que vaya leyendo las siguientes líneas del optotipo sin necesidad que las vea netamente nítidas. Para controlar la acomodación haga un masaje así:

- Aumente positivo y seguidamente coloque el lente menos positivo a manera de flipper.
- Cerrando y abriendo los ojos entre el cambio de los lentes.

4.- Al llegar a una agudeza visual de 20/40, cambie el optotipo por el **Dial Astigmático**, para obtener la corrección cilíndrica.
5.- Determine el eje del astigmatismo preguntando al paciente: ¿Cuál de las líneas se ve más negra?, ¿Cuál resalta más? Puede obtener varias respuestas:

- Todas se ven igualmente negras, esto significa que no necesita cilindro o el que tiene en el momento es el correcto.
- Una línea resalta más, entonces a 90° de su posición está el eje del astigmatismo.

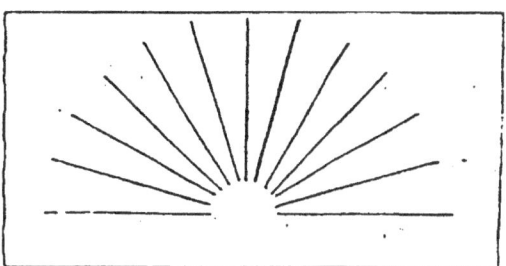

- Dos líneas resaltan más, a 90° de una posición intermedia (**Bisectriz**) se encuentra el eje del astigmatismo.

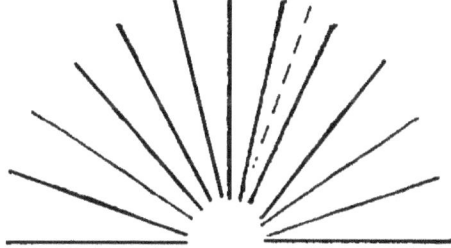

- Tres líneas resaltan más, a 90° de la línea central está el eje del astigmatismo.

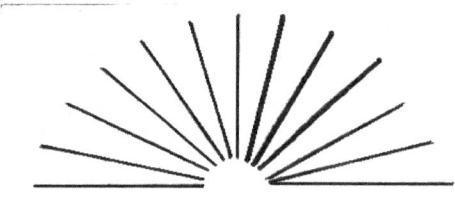

- El paciente reporta más de 3 líneas, lo que significa que no entendió el test o tiene astigmatismo.

El eje del astigmatismo, se puede calcular por medio de la regla del 30 que consiste en:

A.- Determinar qué línea ve más resaltada.
B.- Cada línea tiene un número del 1 al 6 con excepción del eje 9 – 3.

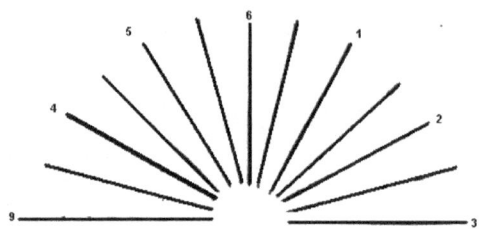

C.- Tome el número marcado y multiplique por 30° (ver fig. anterior).
Ej: 4 X 30° = 120° (Posición **Tabo**).
D.- Si el paciente reporta ver más nítida una línea intermedia a las que están numeradas, tome el número de la línea siguiente en el sentido contrario a las manecillas del reloj y multiplíquelo por 30°; a resultado sume 15°, obteniendo el eje del astigmatismo.

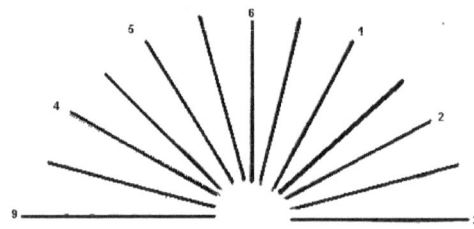

EJ: Reporta ver más nítida la línea entre 2 y la 1, entonces: 1 X 30 = 30
30 + 15 = 45° (**Tabo**) (ver figura).
E.- Paciente reporta ver más nítida la línea entre la 4 y la 9, entonces:
9 X 30 = 270°

270 + 15 = 285° = 35° (**Tabo**)

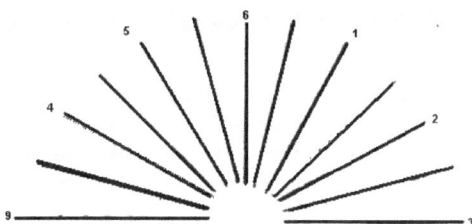

6.- Coloque el eje del cilindro obtenido con el **Dial**, adicione cilindro negativo hasta que todas las líneas queden igualmente negras o borrosas. Si el paciente presenta inversión, de contraste, es decir, que empieza a ver más negra la línea a 90° de la que veía inicialmente: Disminuya 0.25 Dpts en el cilindro.

7.- Aumente +0.25 o +0.50 Dpts al valor esférico. Si hay cambio en el **Dial**, indica que la acomodación estaba activa: Repita el procedimiento y aumente cilindro negativo hasta que todas las líneas estén iguales.

8.- Cambie el **Dial** por el optotipo (20/40) y pregunte al Pte hasta donde puede leer. La agudeza visual debe mejorar si el astigmatismo está bien corregido.

9.- Disminuya lente positivo o aumente negativo hasta lograr su mejor A.V.

10.- Ocluya el ojo derecho y repita el procedimiento con el O.I.

Nota: La utilización del **Dial** tiene como requisito tener una agudeza visual no inferior a 20/40.

RECOMENDACIONES

Tenga en cuenta que el lente negativo aumenta el contraste, lo que puede ser interpretado por el Pte como mejor visión. Recuerde que un aumento en la A.V sólo puede significar mayor la discriminación y no mejor calidad de la imagen.

21.- AFINACIÓN EN VISIÓN LEJANA CILINDRO CRUZADO DE JACKSON

GENERALIDADES

Lentes formados por dos planos cilindros de igual valor absoluto con signos contrarios, que se encuentran unidos por su cara plana con sus ejes perpendiculares entre sí. Se encuentran montados en un mango equidistante de ellos 45° (zona neutra).

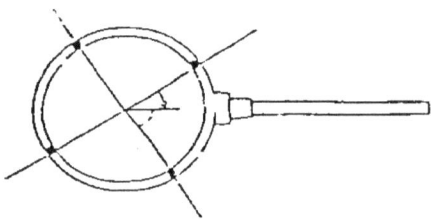

Se encuentra en valores de 0.25, 0.50, 0.75, 1.00 Dpts y hasta 3.00 Dpts para Ptes de visión subnormal.

El eje del cilindro está representado así:
- **Puntos Rojos:** Cilindro negativo.
- **Puntos Verdes o Blancos:** Cilindro positivo.

POSICIONES: Girando el cilindro 180° sobre el eje del mango se obtiene dos posiciones:

- **Posición A:** Puntos rojos verticales.
- **Posición B:** Puntos verdes verticales.

Adicionalmente durante el desarrollo de la técnica, se obtendrán otras dos posiciones 1 y 2.

OBJETIVO: Afinar la prescripción en visión lejana, comprendiendo:

- Eje del cilindro.
- Poder del cilindro.
- Poder esférico.

En visión próxima afina el valor de la adición.

TECNICA

AFINACION DEL EJE DEL CILINDRO

1.- Coloque la corrección obtenida en el subjetivo.
2.- Ocluya el ojo izquierdo del Pte.
3.- Pida al paciente que lea en el optotipo una línea por debajo de su mejor agudeza visual.
4.- Explique al paciente el procedimiento:

- "Voy a mostrarle dos imágenes distintas de la misma línea de letras".
- "Dígame si ve las dos imágenes igualmente borrosas o nítidas, ó por el contrario en cuál de ellas ve mejor".

5.- Coloque el mango del cilindro cruzado de forma que coincida con el eje del subjetivo.

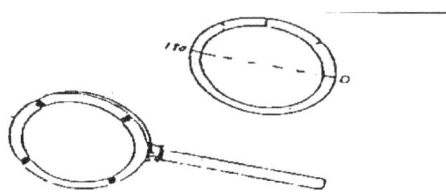

6.- Muestre al paciente las dos imágenes, girando el mango. Mientras realiza las preguntas.
7.- Si el paciente responde ver mejor en una de las dos posiciones, desplace el rango 5° hacia la ubicación del punto rojo.

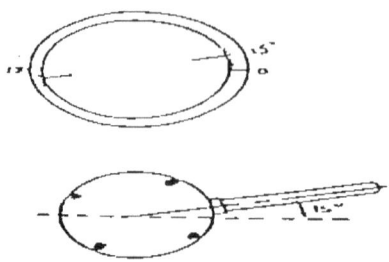

8.- Repita el procedimiento del numeral 4 una vez haya cambiado el eje de la corrección.

9.- Si el paciente invierte su respuesta regrese el mango 5º hacia los puntos rojos, corrigiendo siempre el eje del subjetivo. Repita el numeral 4.

10.- Si el paciente invierte de nuevo su respuesta regrese el mango 5º hacia los puntos rojos.

11.- Si el paciente reporta ver igual en las dos posiciones se encuentra en el eje del cilindro.

AFINACIÓN DEL CILINDRO

12.- Ubique los puntos rojos paralelos al eje del cilindro.

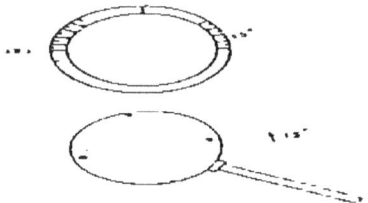

13.- Presente las dos imágenes al Pte girando el mango del cilindro cruzado. Y pregunte al paciente: ¿En cuál de las dos posiciones se ve mejor?

14.- Si responde:

- Ver más claro cuando los puntos **Rojo** coinciden con el eje del astigmatismo **Aumente** cilindro negativo en pasos de 0.25 Dpts hasta que las dos imágenes sean similares.

- Ver más claro cuando los puntos **Blancos** o **Verdes** coinciden con el eje astigmatismo **Disminuya** cilindro negativo en pasos 0.25 Dpts hasta que las imágenes sean similares

Nota: Si existe cambio en la respuesta al variar 0.25 Dpts y las imágenes no llegan a ser iguales, tome como valor cilíndrico el más positivo.

AFINACIÓN DE LA ESFERA

15.- Cambie el optotipo por la cruz.
16.- Coloque el cilindro cruzado en **Posición A**.
17.- Pregunte al paciente cuál de los componentes de la cruz ve más nítido: El horizontal o el vertical.

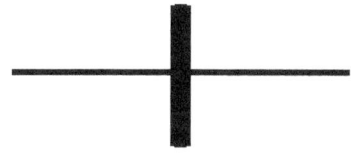

18.- Si responde:

- Ver mejor el componente **Horizontal**, aumente poder positivo o disminuya negativo en pasos de 0.25 Dpts hasta que los dos componentes se vean iguales

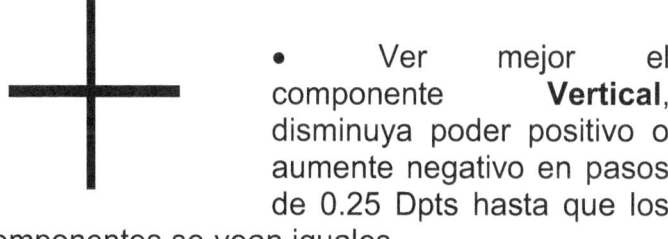

- Ver mejor el componente **Vertical**, disminuya poder positivo o aumente negativo en pasos de 0.25 Dpts hasta que los dos componentes se vean iguales.

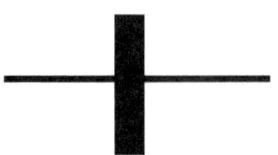

19.- Tome agudeza visual.
20.- Repita todo el procedimiento de afinación para el ojo izquierdo, ocluyendo el ojo derecho.

RECOMENDACIONES

- En astigmatismos oblicuos, en astigmatismos irregulares, en astigmatismos regulares muy bajos o muy altos, los resultados no siempre son confiables.

22.- AFINACIÓN VISION PRÓXIMA

OBJETIVO: Afinar la corrección para visión próxima, a una distancia de trabajo determinada según los requerimientos del paciente.

TECNICA

1.- Coloque la corrección tentativa para visión próxima según la tabla.

EDAD	COMPENSACIÓN
Menos de 40	1.25
40 – 44	1.50
45 – 48	1.75
49 – 52	2.00
53 – 56	2.25
57 – 60	2.50
61 – 64	2.75
Mayor de 64	3.00

Sobre la corrección para visión lejana ya afinada.
2.- Ocluya el ojo izquierdo del Pte.
3.- Ubique el cilindro cruzado en **Posición A**.
4.- Pida al paciente que fije la rejilla para visión próxima, ubicada a la distancia habitual de trabajo del Pte.
5.- Pregunte: Cuál de los componentes de la rejilla (Horizontal o Vertical) se ve más negro o más nítido.
6.- Si el paciente reporta ver mejor:

- Los componentes **Horizontales**, aumente el poder positivo de la esfera en pasos de 0.25 Dpts hasta que los componentes de la rejilla sean similares o se invierta el patrón (ve mejor los componentes verticales).
- Los componentes **Verticales**, disminuya el poder positivo de la esfera en pasos de 0.25 Dpts hasta que

los componentes de la rejilla sean iguales o se invierta el patrón (ve mejor los componentes horizontales).

7.- Repita el procedimiento para el ojo izquierdo.

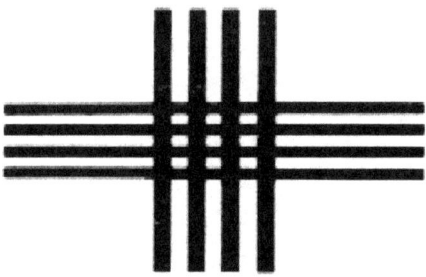

23.- BALANCE BINOCULAR: TEST EQUALIZANTES

GENERALIDADES

Test subjetivos basados en dos principios elementales comparativos Binocularmente:

- **Emborronamiento:** Adicionando lente positivo.
- **Disociado:** Por medio de prismas, filtros (rojo – verde, polaroides); con el fin de romper parte de la fusión.

OBJETIVO: Igualar el estímulo de acomodación en ambos ojos, logrando una A.V similar.

INDICACIONES: Se realiza en caso que las A.V monoculares sean similares después de realizada la afinación del subjetivo.

TECNICAS DE VISIÓN LEJANA

EMBORRONAMIENTO

1.- Adicione lente positivo binocularmente hasta lograr una A.V de tres líneas por debajo de la obtenida con la afinación (mejor A.V))
2.- Explique al paciente que ambas imágenes son borrosas.
3.- Ocluya alternadamente los ojos y pregunte: Están las dos imágenes igualmente borrosas.
4.- Si responde ver más clara una de las dos imágenes, **Aumente** +0.25 Dpts en el ojo con que ve claro.
5.- Repita el procedimiento hasta ambas imágenes estén igualmente borrosa.
6.- Disminuya alternadamente lente positivo (aumentar negativo) a pasos de 0.25 Dpts asegurándose que el ojo más negativo es el que ve más claro en el momento, hasta lograr la máxima A.V.

PRISMA DISOCIADOS

1.- Coloque la corrección hallada a la visión lejana.
2.- Emborrone agregando lente positivo, hasta obtener una A.V de 20/50.
3.- Coloque 3 – 4 prisma base superior en el ojo derecho y 3 prisma base inferior en el ojo izquierdo.
4.- Explique le al paciente que vea la línea del 20/50 una sobre la que aparece borrosa.

5.- Pida al paciente que pace de una línea a otra, observando cuál de ellas se ve más clara.
6.- Añada +0.25 Dpts al ojo que reporte ver más claro.
7.- Repita el procedimiento hasta que el paciente reporte ver las líneas igualmente borrosas o no pueda definir rápidamente.
8.- Retires los prismas disociantes, para logar fusión de las imágenes.
9.- Disminuya lente positivo binocularmente en pasos de 0.25 de Dpts hasta lograr la mejor agudeza visual.
10.- Registre el dato.

TEST ROJO – VERDE (BICROMADO)

1.- Coloque la corrección hallada en la afinación.
2.- Cambien el optotipo normal por el optotipo rojo verde a 6mts.
3.- Pida al paciente que fije una línea menor a su máxima A.V.
4.- Pregunte: De qué lado se ven las letras más nítidas, sobre el fondo rojo verde o sobre el fondo verde.
5.- Se responde:

- Sobre el fondo **Rojo:** Aumente negativo o disminuya positivo.
- Sobre el fondo **Verde:** Disminuya negativo o aumente positivo y repita el procedimiento del numeral 4 hasta que vea igual de ambos lados del optotipo.

- Si responde ver igual sobre ambos fondos, adicione +0.25 Dpts y repita el procedimiento hasta que reporte ver levemente mejor sobre el fondo rojo, entonces disminuya -0.25 Dpts. Esto se realiza con el fin de confirmar que no existe un remanente de acomodación.

7.- Registre el dato.

TECNICAS VISIÓN PRÓXIMA

OBJETIVO: Analizar funcionalmente una hiper o hipocorrección en visión próxima.

CILINDRO CRUZADO Y DISOCIADO

1.- Coloque la corrección hallada en la afinación; en caso de présbitas, la adición afinada.
2.- Pida al paciente que mire la rejilla para visión próxima a 40cm o a la distancia de trabajo habitual.
3.- Explique al paciente que va a ver dos rejillas.
4.- Coloque 3 prismas base superior en el ojo derecho y 6 prismas base inferior en el ojo izquierdo.
5.- Ubique el cilindro cruzado en posición A.
6.- Pregunte: cuales de los componentes de la rejilla se más negros o más nítidos.
7.- Si el paciente responde ver más nítido:

- Los componentes horizontales, **Aumente** el poder positivo de la esfera en pasos de 0.25 Dpts hasta que los componentes de la rejilla sean similares o se invierta el patrón (ve mejor los componentes verticales).
- Los componentes verticales, **Disminuya** el poder positivo de la esfera en pasos de 0.25 Dpts hasta que los componentes de la rejilla sean similares o se invierta el patrón (ve mejor los componentes horizontales).

Debe encontrar el máximo positivo que de igualdad a las líneas de la rejilla en ambos ojos y se conserve un buen rango de visión clara.

8.- Sino logra igualdad, adicione cilindro a 90° del componente que vea más negro.

9.- Si el paciente aún a si no logra igualdad y pasa de un componente a otro en el cambio de 0.25 Dpts, deje el componente vertical más claro.

10.- Si tiene que adicionar más de una Dpt en cilindro, debe revisar el examen subjetivo para determinar si la Rx astigmática de lejos es correcta.

CILINDRO CRUZADO FUSIONADO

11.- Quitar los prismas cruzados.
12.- El paciente debe percibir una sola imagen de la rejilla.
13.- Repita el procedimiento de los numerales 6 y 7 del cilindro cruzado disociado.
14.- Tenga en cuenta la adición tentativa para seleccionar el rango de visión próxima a cercando y alejando la rejilla.

RECOMENDACIONES

- En caso de no lograr una igualdad en el emborronamiento, procure dejar el ojo dominante con la visión más clara subjetivamente.

- El punto ideal para test rojo verde es aquel en el cual ve igual sobre ambos fondos, siempre y cuando al disminuir o aumentar 0.25 Dpts exista un cambio de la respuesta.

- Si en el test rojo verde no es posible lograr la igualdad, déjelo viendo levemente en el fondo verde y para prescripción final tome en cuenta el resultado de la afinación.

24.- AMPLITUD DE ACOMODACIÓN

OBJETIVOS: Determinar la cantidad máxima de acomodación que puede ejercer el paciente.

TÉCNICAS

1.- TÉCNICA DE SHEARD

1.- Coloque la corrección para visión lejana (Emetropizar al Pte): en caso que el Pte sea présbita, coloque la adición.
2.- Pida al paciente que observe una línea menor a su mejor A.V en visión próxima (40cm).
3.- Explique al Pte que a medida que adicione lentes, verá momentáneamente borroso pero que después se aclarará su visión. Pida al Pte que reporte el momento en que le sea imposible aclarar la imagen y no pueda leer.
4.- Ocluya el ojo izquierdo del Pte y pídale que empiece a leer la cartilla de pruebas. (En caso que el Pte termine el párrafo antes de concluir la prueba, diga que lo repita).
5.- Adicione lentes negativos en pasos de 0.25 Dpts durante 5 a 10 seg., para que el paciente aclare y mantenga la vision estable.
6.- Deténgase en el momento en el que el paciente no pueda leer o mantener las letras nítidas (aclare al paciente que no confunda el ver las letras pequeñas con ver las borrosas).
7.- Registre el valor Dpt del último lente que vio las letras nítidas.
8.- repita el procedimiento para el ojo izquierdo mientras mantiene ocluido el ojo derecho.

INTERPRETACION

Los resultados tienen relación directa con la edad. La amplitud de acomodación disminuye al aumentar la edad.

EDAD	AMPLITUD
14	14.00
15	12.00
20	10.00
25	8.50
30	7.00
35	5.50
40	4.50
45	3.50
50	2.50
55	1.75
60	1.00
65	0.50
70	0.25
75	0.00

También, tenga en cuenta la amplitud de acomodación de ambos ojos para destacar problemas de **Anisoacomodacion.**

25.- FLEXIBILIDAD DE ACOMODACION.

OBJETIVO: Determinar la habilidad de realizar cambios rápidos en la acomodación.

TECNICA

1.- Coloque la corrección para visión lejana (emetropice al paciente); en caso que el paciente sea présbita, coloque la adición.
2.- Pida al paciente que lea una línea menor a su mejor agudeza visual en visión próxima a 40cms.
3.- Ocluya el ojo izquierdo.
4.- Explique al paciente que verá borroso por un momento, pero que trate de aclarar las letras y de leer.
5.- Coloque un lente de +2.00 Dpts por espacio de 3 seg., mientras el paciente lee. Cambie rápidamente el lente por uno de -2.00 Dpts por espacio de 2 seg. Repita el ciclo 3 veces.
6.- Si al paciente le es imposible leer con alguno de los lentes después de los 3 ciclos, disminuya el valor del lente en 0.25 Dpts y repita el paso anterior.
7.- registre el valor de los lentes con los cuales pudo leer de forma continua en forma de fraccionario, siendo el numerador el valor positivo y el denominador el valor negativo. Ej: +2.00/-2.00.
8.- Si el paciente puede leer, pero con dificultad, registre el valor del lente y adicione con una flecha hacia abajo (↓) Ej: +1.75↓/-2.00.
Nota: la flexibilidad de acomodación se puede realizar en visión lejana, colocando los valores: -2.00/Neutro.
Se realiza para confirmar problemas acomodativos muy marcados.

INTERPRETACION

- La dificultad para leer con el lente de +2.00 Dpts indica una dificultad en la relación de la acomodación.
- La dificultad para leer con el lente de -2.00 Dpts indica una dificultad en la activación de la acomodación.

26.- ACOMODACION RELATIVA NEGATIVA Y POSITIVA (ARN & ARP)

OBJETIVO: Evaluar la capacidad de aumentar la acomodación, manteniendo la convergencia constante a una distancia determinada.

TECNICA

1.- Coloque el foropter o montura de prueba la corrección de lejos (Emetropizar el paciente); en caso que el paciente sea présbita, coloque la adición.
2.- Pida al paciente que lea la cartilla de prueba a 40cms, a una línea por debajo de su mejor agudeza visual.
3.- Explique al paciente que intente leer a medida que coloque lentes, y que reporte el momento en que vea borroso y no pueda aclarar la lectura.

ACOMODACION RELATIVA NEGATIVA (ARN)

4.- Adicione lentes positivos en pasos de 0.25 Dpts binocularmente, hasta que el paciente reporte emborronamiento.
5.- Registre el dato como ARN.

ACOMODACION RELATIVA POSITIVA (ARP)

6.- Vuelva al estado inicial.
7.- Adicione lentes negativos en pasos de 0.25 Dpts binocularmente, hasta que el paciente reporte emborronamiento.
8.- Registre el dato como ARP.

INTERPRETACION

Los valores normales son:

- ARN   +2.00.
- ARP   -2.00.

Su valor diagnóstico radica en comparación mutua, ya que la variación en alguno de ellos indica alteración en la acomodación.

27.- RESERVAS FUSIONALES

OBJETIVO: Determinar la capacidad de mantener una visión sencilla, activando las vergencias.

TECNICA

VISION LEJANA

1.- Pida al paciente que observe una luz ubicada a 6mts, con su corrección para visión lejana.
2.- Explique al paciente que reporte el momento en que vea 2 imágenes.

Prisma Divergencia (Reservas Fusional Negativas).

3.- Adicione prisma base interna monocularmente en valores hasta 10 prismas; en valores mayores, distribúyalo binocularmente, hasta que el paciente reporte ver dos imágenes.
4.- Registre este dato como **Diplopía.**
5.- Disminuya el valor del prisma hasta que el paciente reporte nuevamente ver sencillo.
6.- Registre como **Recuperación.**

Prisma Convergencia (Reserva Fusional Positiva).

7.- Regrese al estado inicial.
8.- Adicione prisma base externa hasta que el paciente reporte ver borroso.
9.- Registre este dato como convergencia relativa positiva (CRP).
10.- Continué adicionando prismas hasta que el paciente reporte ver doble, aunque vea borroso-
11.- Registre como **Diplopía**.
12.- Disminuya el valor del prisma hasta que el paciente reporte ver nuevamente sencillo.
13.- Registre como recuperación.

VISION PROXIMA

14.- Pida al paciente que observe una luz ubicada a 40cms, con su corrección para visión próxima.

15.- Repita el procedimiento para visión lejana, teniendo en cuenta que al medir RFN encontrará un punto de emborronamiento.

16.- Registre este dato como convergencia relativa negativa (CRN).

ANOTACION

La fórmula de registras los valores de prisma, convergencia y divergencia es en forma de fraccionario así:

$$\frac{Diplopía\ (x)}{Recuperación\ (r)}$$

INTERPRETACION

Los valores normales parar la diplopía son:

	VL	VP
RFN	8 a 10	10 a 12
RFP	20 a 25	35 a 40

Los valores de **Recuperación** deben ser de 2 Dpts menos del valor para la diplopía.

- El valor de la diplopía debe ser mínimo el valor de la foria, para que exista **Confort** visual.
- El valor diagnóstico de la CRP y CRN es el mismo que el de las reservas funcionales.

RECOMENDACIONES

- Mantenga una distancia de trabajo constante, para evitar variación en los resultados.
- En caso de foria verticales, repita el procedimiento de la misma forma que para las forias horizontales, adicionando prismas base superior o inferior. los valores normales para visión lejana y próxima son:

Diplopía   3 a 4
Recuperación   1.5 a 2

- Si el paciente reporta ver doble desde el comienzo, registre **Diplopía Constante.**
- En caso de estrabismo, las reservas se deben tomar al **Angulo Objetivo.**

28.- FOROPTER

GENERALIDADES

Instrumento desarrollado para facilitar el examen de refracción. Consta en su mecanismo interno de una serie de ruedas en las que están incorporados los lentes y accesorios los cuales son colocados en posición por medio de botones. Aun que existen en el mercado diferentes diseños, todos tienen 4 grupos de botones para su manejo así:

CONTROL DE LENTES

- **Esféricas:** existen dos controles, 1 para cambiar el poder en pasos de 0.25 Dpts y el otro en pasos de 3.00 Dpts. El poder del lente se observa en la escala de poderes esféricos que va desde -20.00 Dpts (Números Rojos), hasta +20.00 Dpts (Números verdes o negros).
- **Cilíndricas:** Consta de 2 controles, 1 encargado de cambiar el poder en pasos de -0.25 Dpts, hasta un valor de -6.00 Dpts. El otro control varía el eje del lente. El poder del lente se puede observar en escala de potencias cilíndricas y su eje por medio de una guía que coincide con un transportador ubicado en la abertura de mirada. En casos de astigmatismo mayores a 6.00 Dpts, el foropter cuenta con cilindros accesorios adicionar en el frente de la abertura de mirada.

CONTROL DE LENTES AUXILIARES Y ACCESORIOS

Puede constar de:

LENTES

- Neutro.
- +0.12 Dpts.
- RL que puede tener un valor entre +2.00 y +3.00 Dpts.

- **ACCESORIOS**

- Filtro rojo.
- Filtro verde.
- Filtro polaroide.
- Varilla de maddox: Roja y blanca, horizontal y vertical.
- Hendidura estenopeica.
- Agujero estenopeico en diferentes diámetros.
- Mira de centrado pupilar.
- Oclusor.
- 6 prismas Base superior.
- 10 prismas Base inferior.

UNIDAD AUXILIAR

Unidad rotatoria con dos partes:

- Cilindro cruzado de Jackson.
- Prismas rotatorios de Rislley.

En algunos foropters el cambio de eje del cilindro, simultáneamente varía el eje del cilindro cruzado.

AJUSTES

- Distancia interpupilar.
- Distancia al vértice.
- Nivelación.
- Control de vergencias.

ROTO-CHART: disco con diferentes cartillas de fijación, colocado en un soporte métrico, que permite ubicarlo a diferentes distancias en visión próxima.

29.- LÁMPARA DE HENDIDURA

GENERALIDADES

La lámpara de hendidura es un instrumento que se utiliza con una fuente de luz de alta intensidad, que se puede enfocar para que ilumine en forma de hendidura el segmento anterior del globo ocular: El párpado, la esclerótica, la conjuntiva, el iris, el cristalino natural y la córnea.

PARTES DE LA LÁMPARA DE HENDIDURA

1.- Soporte Mecánico.

- Apoyo frontal.
- Mentonera.
- Punto de fijación.
- Unidad de energía eléctrica.
- Controles de traba.

2.- Sistema de Observación.

- Oculares
- Adaptador de cámara de video.
- Tubo de observación.
- Selector de magnificación.

3.- Sistema de Iluminación.

- Unidad que contiene la lámpara.
- Control de ancho y alto del haz de la hendidura.
- Filtro de densidad neutra.
- Luz azul cobalto.
- Filtro verde – libre (rojo).
- Control del tamaño del campo.
- Difusor.
- Prisma.

TÉCNICA

1.- Pte cómodamente sentado.
2.- Ajustar la silla o la mesa recuerdo a la altura del pte.
3.- Quitar el prisionero al aparato.

4.- Pedir al pte que ponga la barbilla en la mentonera y que la frente descanse en la frentonera.
5.- Acomode al pte, subiendo o bajando la mentonera y la frentonera hasta que el canto externo del paciente coincida o este alineado con la muesa de la lámpara de hendidura. El paciente debe estar bien apoyado con la cara perfectamente de frente.
6.- Observe lateralmente del lado derecho si coincide la muesca de referencia con el canto externo del Pte si no, mueva el aparato hasta hacerlo coincidir.
7.- Encienda el aparato.
8.- De las instrucciones al paciente: No debe moverse y mirar fijamente la luz, procurando no parpadear.

TIPOS DE ILUMINACIÓN

Técnica	Procedimiento	Angulo	Aumento	Apertura	Observación
1.- Difusa	-Se basa en el reconocimiento general de la parte anterior.	45° – 60°	7 a 10x	Máxima	Parpados, pestañas, conjuntivas, cornea, esclera, carúncula, puntos lagrimales, iris y pupila.
2.- Dispersión Escleral	-Se basa en la propiedad que tiene los tejidos translucidos en dispersar la luz. -El haz de luz es dirigido a la región limbal mientras se observa la cornea	60°	Menor	1-2mm	Cornea.
3.- Focal Directa	-Enfocar directamente en la zona a enfocar.				
a) Paralelepípedo de Vogt	-Recorrido corneal temporal a nasal. -Permite un campo de observación más amplio.	45° - 60°	10 a 20x	2 – 3mm	Superficie anterior y posterior del cristalino, nervios, edema, cicatrices de córnea, vasos superiores, anteriores y posteriores del cristalino.

b) Sección Óptica.	-Colocar la luz del lado temporal, realizar barrido corneal. -Resalta las diferentes capas de la córnea.	30° - 45°	10x	Mínima	Capas corneáles y película lagrimal.
b) Haz Cónico	-Es enfocar un punto entre la córnea y la cara anterior del cristalino.	45° aprox.	10x	Circulo	Destellos, pigmentaciones o desechos celulares en el humor acuoso.
4.- Indirecta	-Iluminar un área determinada y enfocar el microscopio en área vecina.	Lo más grande.	10x	Paralelepípedo 2 -3mm	Patologías de iris, esfínter del iris y vesículas o acumulación de líquidos en el epitelio corneal y opacidades.
5.- Retroiluminación	-El objeto de interés es iluminado por la luz reflejada.	60°	Media a Alta.	Ancho	
a) Directa	-Se parte del paralelepípedo de Vogt.	50° - 60° entre la lámpara y micros.	10x	2mm	Vaculas, cicatrices, edema, pigmento y vasos sanguíneo en cornea.
b) Indirecta	-Se estudia las estructuras deseadas en	50° - 60°	10x	2mm	Depósitos de membrana de

	un fondo oscuro.				descemente irregularidades de la superficie corneal posterior.
6.- Refracción Especular	-Observar estructuras por medio de la reflexión de la luz que produce el epitelio y endotelio corneal.	60° a 90°	20 a 25x	Paralelepípedo	Endotelio y epitelio de la córnea.
a) Epitelio Corneal	-El pte observa un punto de fijación donde hay incidencia de luz temporal, la imagen aparece del bombillo temporal y viceversa en el lado nasal, enfocar el filamento, el paralelepípedo quedara desenfocado y se desplaza la lámpara hasta llevarla a la superficie del paralelepípedo.	45° lámpara y micros.	10x		Epitelio corneal, película lagrimal, depresión y elevación del epitelio corneal.

b) Endotelio Corneal	-Hacer simultáneamente con la iluminación focal directa y la retroiluminación, puede haber cambios en el ángulo, iluminación, observación, anchura del haz, intensidad y dirección de la hendidura.				
7.- Tangencial	-Permite la apariencia y condición del iris.	90°	10x		Iris, tumores o nevus.

30.- TONOMETRÍA

GENERALIDADES

Es una técnica subjetiva que busca obtener el grado de tonicidad del ojo.

Requisitos

- Colaboración del pte.
- Que no presente alteraciones como: Opacidades corneáles, ulceras, conjuntivitis infecciosas y crónicas.

PRINCIPIO DEL TONÓMETRO

La tonometría por aplanación mide la fuerza aplicada por cada unidad de área. Se basa en el principio de Imbert-Fick que afirma que, para una esfera ideal, seca y de paredes finas, la presión en su interior (P) es igual a la fuerza necesaria para aplanar su superficie (F) dividida por el área de aplanamiento (A). Es decir: $P = F / A$. La PIO es proporcional a la presión aplicada al radio de curvatura del globo, es decir, el espesor de la córnea y la esclerótica, que son variables (fig.).

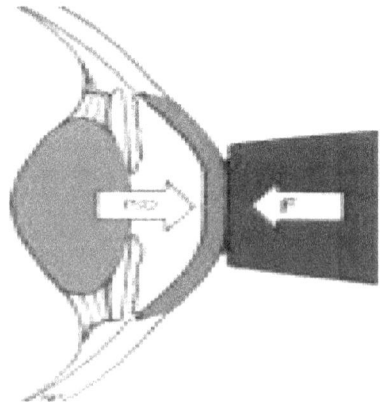

TÉCNICA

1.- Anestesiar ambas corneas.
2.- Instilación de fluoresceína sódica.
3.- Acomodar al pte sobre la montonera y apoyado en la frentonera, haciendo coincidir el canto externo del pte con la muesca del aparato.

4.- Colocar el filtro azul cobalto en el haz luminoso y abrir completamente la hendidura.
5.- Se ilumina el tonómetro aproximadamente a 45°.
6.- Limpiar el cono de plástico, por medio de cuadritos de papel suave (tissue) de 3 x 3 cm, que pueden estar embebidos en suero fisiológico o alcohol y luego se seca.
7.- Iluminación media o máxima.
8.- Colocar el tambor de medida del tonómetro en 1g (1g = 10mmHg).
9.- Pte mirando derecho al frente y con los ojos bien abiertos.
10.- Observar directamente (no por el microscopio) acercando el cono de a planeación al ojo cuidando no tocar las pestañas.
11.- Alinear el tonómetro en el centro de la pupila, al ser este contacto con la córnea el limbo se ilumina de azul.
12.- Ahora observar las miras, mirando que estén contactadas y se vean completa.

- Si las miras no se observan completas se verán así:
- Si las miras se observan completa se verán así:

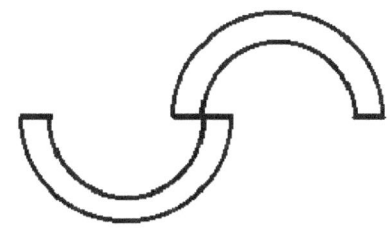

13.- Unas ves observadas las miras y estas estén completa mover el tambor del tonómetro para alinear las miras.

14.- Unas ves alineadas las miras retirar el tonómetro y tomar las medidas.

RECOMENDACIONES

- Explicarle al pte debidamente el procedimiento y que no le va causar ninguna molestia para que este se tranquilice.
- Pedirle al pte que no mueva la cabeza o la mirada porque estos aumentaría la PIO.

31.- GONIOSCOPIA

GENERALIDADES

Es una técnica objetiva donde se evalúa el ángulo camerular (línea de schwalbe, malla trabecular, cuerpo ciliar y raíz del iris), cantidad de estructuras y pigmentación. Sirve para saber si el glaucoma es de ángulo abierto o cerrado.

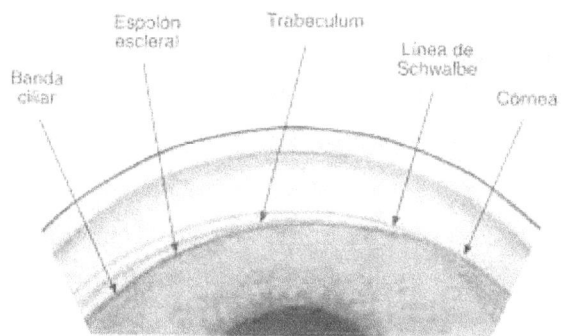

PRINCIPIO ÓPTICO

El ángulo de la cama anterior no se puede visualizar directamente a través de una córnea intacta porque la luz emitida desde estructuras del ángulo sufre una reflexión interna total. Un gonio lente elimina la reflexión interna total al sustituir la interfase córnea-aire por una interfase nueva de película lagrimal-aire (fig.).

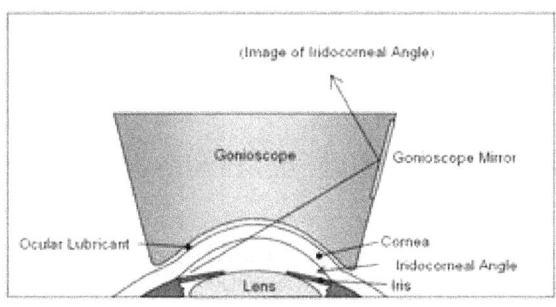

TÉCNICA

1.- Colocar adecuadamente el pte en la lámpara de hendidura.
2.- Ajustar la lámpara de hendidura.
3.- Preparar el lente (realizarle limpieza).
4.- Explicarle al pte el examen a realizar con instrucciones claras.
5.- Anestesiar ambas córneas.
6.- Colocar 2 ó 3 gotas de metilcelulosa en la superficie cóncava limpia del lente.
7.- Pedirle al pte que permanezca en contacto con la frentonera y no mover los ojos repentinamente durante el examen.
8.- Insertar el lente:

- Pedir al pte que mire hacia arriba, bajar el parpado inferior.
- Colocar en el fórnix inferior el borde del gonioscopio levemente inclinado.
- Utilizar el pulgar para levantar el parpado superior.
- Pedir al pte que mire derecho al frente levemente para situar y alinear el lente.
- Sostener el lente con el pulgar y el índice de la mano izquierda (resto de dedos apoyados en la cara del pte o en la frentonera).

9.- Para el OD se coloca el gonioscopio con la mano izquierda y para el OI se coloca el lente con la mano derecha.
10.- Colocar el haz de la lámpara sobre el centro del gonioscopio y enfocar la imagen reflejada.
11.- Proceda a mirar las estructuras.
12.- Una vez observada las estructuras proceda a retirar el gonioscopio así:

- Para remover del gonioscopio, utilice el dedo índice de la mano izquierda para empujar gentilmente el globo a través del parpado inferior.

- Indicar la pte que mire al lado opuesto del ojo examinado y parpadear.
- Pedir al pte que mire nasalmente mientras se mueve el lente hacia al lado temporal.

13.- Lavar el ojo con solución salina estéril.
14.- Repetir el procedimiento para el ojo izquierdo.

ANOTACIÓN

Para registrar o anotar el tamaño del ángulo o el grado de pigmentación se utiliza dos líneas cruzadas las cuales crean espacios para la anotación numérica de los ángulos superior, inferior, nasal y temporal.

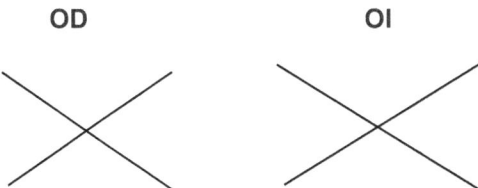

RECOMENDACIONES

- Al colocar la metilcelulosa fíjese que no se cree burbujas, para que no impida realizar un examen preciso.
- No ejercer mucha presión al colocar el lente, porque este puede abrir el ángulo artificialmente.

BIBLIOGRAFÍA

- Óptica fisiológica clínica: refracción / por E. Gil del Río; prólogo J. Casanovas
- Óptica Fisiológica: El sistema Óptico del ojo y la visión binocular / Dra. M Cinta Puell Marín
- Kanski. Oftalmología clínica: Un enfoque sistemático
- Manual práctico: optometría clínica / Florencia Toledo Paula Faccia Luis Liberatore
- Optometría clínica. 2da. Edición | Autor: José Joaquín Guerrero Vargas | Fundación Universitaria del Área
- Manual de Optometría / Raúl Martín Herranz
- Fundamentos de optometría, 2a ed.: Refracción ocular / de Javier García Monreal, Laura Muñoz Escrivá y Walter D. Furlan
- Optometría. Principios básicos y aplicación clínica / de Robert Montés-Micó
- Guía práctica para la refracción ocular / de Gina Sorel Rubio Rincón
- Manual de práctica para el tamizaje visual / de Gina Sorel Rubio Rincón
- http://www.oftalmo.com/enfermeria/enfermeria2004

Agradecimiento

A la Dra. Luz Myriam Duran, que fomento la creación de este manual durante los años cursado en la carrera de Optometría en la Fundación Universitaria del Área Andina.

De manera especial a mi Madre Digna Esther Ibargüen Mosquera, que me apoyo incondicionalmente para culminar mi carrera de Optometría.

Notas